# S.O.S HORMONAL TOXICS

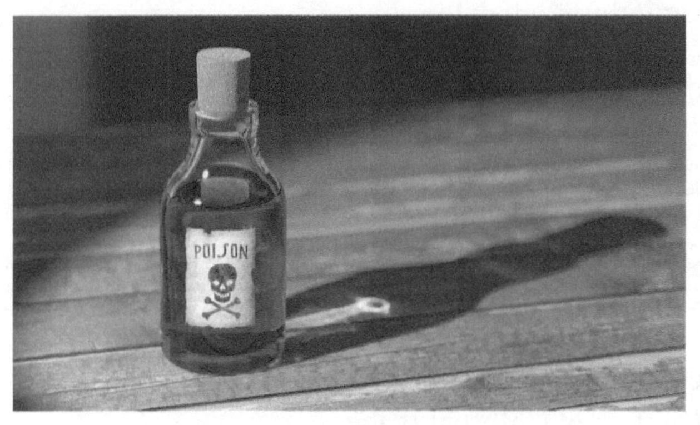


**Dr. Mario Vega Carbó**
***Endokrinologe***

**Erstausgabe, 2019**

## Inhaltsverzeichnis

## Engagement

Zur Gesundheit meiner Frau Ethel Delfa Vado Osuna

Für die Gesundheit meiner Kinder, Enkelkinder und ihrer Nachkommen:

Liuba Lucia Vega Vado

Fidel Ernesto Vega Carbó

Mario Enrique Vega Carbó

Rocio Vega Suarez

Für die gegenwärtige und zukünftige Gesundheit der Menschheit

# Einleitung

Wir leben täglich mit ihnen. Sie sind in der Luft, an Land, in Wasser, in Getränken, in Lebensmitteln, in Reinigungs- und Körperpflegemitteln und in Tausenden anderer Produkte enthalten. Das Schlimmste ist, dass sie ohne unser Wissen unseren Körper, unsere Gesundheit und auch die unserer Kinder ernsthaft beeinträchtigen.

Wir sprechen über endokrine Disruptoren, eine Reihe chemischer oder biologischer Substanzen, die normalerweise vom Menschen produziert werden und die Drüsen verändern, die für die natürliche Ausschüttung von Hormonen verantwortlich sind, die unseren Körper regulieren. Diese „nicht wahrnehmbaren "Schadstoffe können die Gesundheit der Menschen und das ökologische Gleichgewicht der gesamten Umwelt ernsthaft beeinträchtigen.

Endokrine Disruptoren können unter anderem neurologische und Verhaltensänderungen verursachen, die Schilddrüsenfunktion beeinträchtigen, die Reproduktionsgesundheit beeinträchtigen, das Immunsystem schwächen und die sexuelle Entwicklung verändern. Darüber hinaus kann es das Risiko für Diabetes, Fettleibigkeit und bestimmte Krebsarten erhöhen.

Um mehr über dieses Thema zu erfahren, stellt Dr. Mario Vega Carbó, ein Spezialist für Endokrinologie, in seiner ersten Ausgabe SOS Hormonal Toxics vor, eine Informationsquelle, die die Bevölkerung über ein ebenso wichtiges wie besorgniserregendes Thema aufklären wird, mit dem wir uns ständig beschäftigen Interaktion

Es ist in vier Abschnitte unterteilt, die allgemeine Informationen, toxische Substanzen, gesundheitliche Auswirkungen und Schlussfolgerungen enthalten. Es ist ein schnelles Lesebuch mit klarer und einfacher Sprache für alle Arten von Publikum.

Der erste Teil des Textes definiert endokrine Disruptoren als Substanzen, die das hormonelle Gleichgewicht und die Regulation der Embryonalentwicklung verändern können und schädliche Auswirkungen auf die Gesundheit haben können. Sie können die chemischen Signale von Hormonen stören, verstärken, blockieren oder verringern, verwirrende Botschaften an den Körper senden und vielfältige Konsequenzen haben, z. B. Störungen im Zusammenhang mit der reproduktiven Gesundheit von Frauen (Brust- und Vaginalkrebs, Unfruchtbarkeit, Eierstockzysten) , Endometriose, spontane Aborte, polyzystisches Ovarialsyndrom, vorzeitige Pubertät, ua mit männlicher Fortpflanzungsfunktion (Prostata- und Hodenkrebs, verminderte Samenqualität, Unfruchtbarkeit, Kryptorchismus, angeborene Missbildungen) sowie Komplikationen Stoffwechsel, der die Lebensqualität von Menschen beeinträchtigt (metabolisches Syndrom, Diabetes, Fettleibigkeit).
Andererseits ist das Nervensystem auch eines der Ziele von endokrinen Disruptoren. Von neurologischen Störungen während der Embryonalentwicklung bis hin zu

psychiatrischen und neurologischen Erkrankungen (Verhaltensänderungen, Aufmerksamkeitsdefizit-Hyperaktivitätsstörung, verminderte Stressbewältigungsfähigkeit, Aggressivität, Autismus, Parkinson) wird eine starke Umweltkomponente von diesen gefährlichen Kontaminanten beeinflusst.

Dieses Buch konzentriert sich auf die Aufdeckung der Einflüsse und Veränderungen, die durch die sogenannten endokrinen Disruptoren auf die Drüsen des Körpers verursacht werden. Der Leser wird in der Lage sein, die Veränderungen der Schilddrüsenfunktion, Anomalien im Fortpflanzungstrakt, sexuelle Abweichungen und kardiovaskuläre Störungen, unter anderem die damit verbundenen Gesundheitszustände sowie die Folgen und Auswirkungen auf die Person und die nächsten Generationen zu kennen.

In diesem Text wird vorgeschlagen, das entsprechende Wissen bereitzustellen, um das Bewusstsein für das ernste Problem zu schärfen, das Umweltgifte für die Gesundheit darstellen, und das Interesse an der Entwicklung von Präventionsmaßnahmen auf allen Handlungsebenen zu wecken. Sie sind eingeladen, durch die Lektüre von **„SOS. Hormontoxine.“**

# Teil I. Giftig. Allgemeine Aspekte

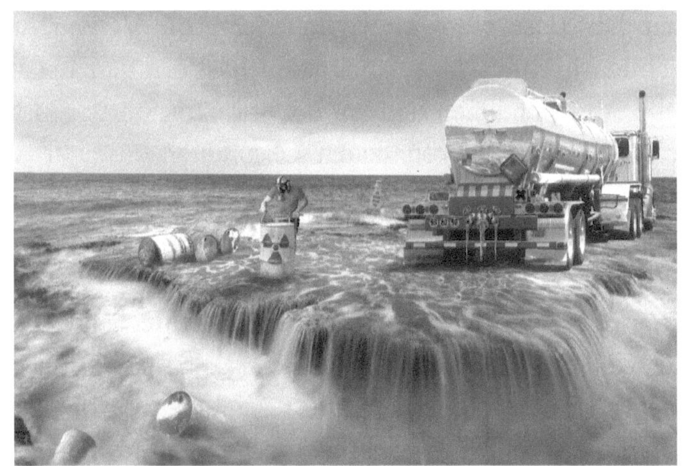

# Kapitel 1. Mitten in einer Welt der Chemiker

Wenn wir zehn Menschen unterschiedlichen Alters und Berufs in dem Raum versammeln, in dem Sie sich gerade befinden, könnte jeder von ihnen mit Ihnen über ein anderes Thema der Umweltverschmutzung sprechen und in Ihrem sicheren Gesichtsausdruck würden Sie Anerkennung sehen.

Umweltverschmutzung ist ein Thema, das sich keiner Kompression entziehen kann, da wir in unserer Vorschulphase von der Entstehung von Abfällen, dem Recycling und der Emission giftiger Substanzen gehört haben und wissen, dass eine solche Kontamination uns ernsthaft krank machen kann umgekehrt.

Dies belegen die Daten der Europäischen Umweltagentur aus dem Jahr 2013, in dem etwa 30.000 Menschen durch die Exposition gegenüber Stickstoffdioxid, in der Luft suspendierten kleinen Partikeln und Ozon getötet wurden. Bestimmte neurologische Erkrankungen, Stoffwechselstörungen und einige Arten von Krebs, wie Sie später in diesem Buch sehen werden, werden im Körper durch Umwelteinflüsse hervorgerufen, noch mehr als durch genetische Bedingungen oder ungesunde Einstellungen des Patienten.

Wir sind jedoch nicht die einzigen Betroffenen. Tatsächlich leidet das gesamte Tierreich unter Verschmutzung. In den letzten 69 Jahren wurden bei verschiedenen Arten auf der ganzen Welt nicht unwesentliche Veränderungen entdeckt. Im Michigansee (USA) scheinen Adler und Nerze den Instinkt für die Paarung und Aufzucht von Neugeborenen verloren zu haben, während die Möwen des Ontariosees und einige

Alligatoren des Apopka - Sees nicht einmal das Licht der Erde kennen Tag sterben sie, bevor sie das Ei verlassen.

In Europa verschwinden Arten einfach. Beispielsweise sterben in einigen Flüssen Englands Otter und Nordseehunde jedes Jahr massiv.

Es ist nicht einfach, eine Beziehung zwischen menschlichem Krebs, dem Instinktverlust der Adler und dem massiven Tod der Robben zu finden, aber es existiert. Nach langjähriger Forschung wurde festgestellt, dass die gemeinsamen Schäden im endokrinen System liegen und durch den Kontakt mit synthetischen Chemikalien verursacht werden. Einige Schadstoffe und Chemikalien, die derzeit in der Industrie verwendet werden und das Hormonsystem eines Lebewesens verändern können, werden als hormonelle Disruptoren oder endokrine Disruptoren oder im Englischen als endokrine Disruptoren bezeichnet.

In den nächsten Kapiteln werden wir verschiedene Arten von EDC im Detail untersuchen und gegen Ende des Buches auflisten, wie man die Exposition gegenüber diesem Stoff vermeidet. Eine Aufgabe, die nicht einfach ist, wenn man bedenkt, dass die Industrie sie immer noch bei der Schaffung vieler verwendet Alltagsgegenstände.

Im Moment konzentrieren wir uns auf elementare Konzepte, um die Dringlichkeit dieser hormonellen Toxine zu verstehen.

**Was sind endokrine Disruptoren?**

Ein endokriner Disruptor ist eine Chemikalie mit der Fähigkeit, das Hormonsystem des Körpers zu verändern. Seine Wirkung besteht darin, die Wirkung von Hormonen nachzuahmen oder zu verändern, was im Körper verwirrende

Botschaften hervorruft und Funktionsstörungen hervorruft. Diese Substanzen kommen im natürlichen Zustand nur minimal vor, normalerweise aus der Industrie, und sobald sie im Körper eines Menschen oder Tieres vorhanden sind, wirken sie sich auf lebenswichtige Funktionen aus, die mit dem sexuellen Wachstum und der sexuellen Entwicklung zusammenhängen.

Die Wirkung von endokrinen Disruptoren ist mit verschiedenen Arten von Krebs, angeborenen Missbildungen des Fortpflanzungssystems, Unfruchtbarkeit, Diabetes, vorzeitiger Pubertät, Prostatabedingungen, Verhaltensstörungen, Verlust der Samenqualität, Aufmerksamkeitsdefizit, Parkinson-Krankheit und Störungen verbunden. Herz-Kreislauf-Erkrankungen, unter anderem.

Das große Problem bei diesen Substanzen und der Grund, warum es schwierig ist, sie zu kontrollieren, besteht darin, dass ihre Wirkung kumulativ und irreversibel ist und von einer Generation zur nächsten übertragen werden kann, selbst wenn die erste keine Krankheit manifestiert hat. Wir wissen immer noch nicht, wie EDCs beseitigt werden können, wie Dr. Marisa López-Teijón, Direktorin des Marqués-Instituts in Barcelona, feststellt:

„Alle diese Substanzen bleiben im Körper angesammelt, weil sie nicht abgebaut werden können, genau wie wenn wir eine Plastiktüte mitten im Meerwasser sehen. Schwimmen Sie weiter, aber es gibt keine Chance, dass die Natur weiß, wie man es beseitigt. "

In der Tat wirken EDCs, die durch Verschmutzung entstehen, merkwürdigerweise als Verunreinigungen in unserem Körper, aber anstatt im Wasser zu schweben, reichern sie sich für lange Zeit im Fettgewebe und in anderen Organen an. Seit sie

Gegenstand der Untersuchung sind, wurden diese Substanzen in Urin, Muttermilch (tierisch und menschlich), Blut, Haaren und Fruchtwasser gefunden.

**Wie werden diese Substanzen eingestuft?**

Es gibt viele Möglichkeiten, endokrine Disruptoren zu klassifizieren. Um das Verständnis des Themas zu erleichtern, werden hier jedoch nur zwei genannt. Entsprechend ihrer Tätigkeit innerhalb des Körpers werden EDCs wie folgt klassifiziert:

• **Östrogenomimetika:** Dessen Wirkung besteht darin, sich an östrogene Rezeptoren zu binden und deren natürliche Wirkung nachzuahmen.

• **Antiandrogene:** Sie binden an Östrogenrezeptoren, aktivieren diese jedoch nicht, dh sie wirken ihrer natürlichen Wirkung entgegen.

Sie können auch nach ihrer Herkunft klassifiziert werden als:

• **Kunststoffe:** Ihre Herkunft ist anthropologisch und mit der Branche verbunden.

• **Natürliche Chemikalien:** in Lebensmitteln für Mensch und Tier enthalten.

Formen der Exposition und Ausbreitung durch die Umwelt

Der Kontakt mit hormonellen Störungen kann auf verschiedenen Wegen erfolgen, z. B. durch Übertragung von der Mutter auf den Fötus, Stillen, Verzehr von kontaminierten

Nahrungsmitteln und Wasser, Einatmen und Absorption durch die Haut.
Um sie leichter zu erkennen, ist es zweckmäßig, die potentesten Expositionsformen zu verallgemeinern, damit Sie mit diesen Substanzen in Kontakt kommen können, indem Sie:

1. Gebrauchsgegenstände: Körpercremes, Sonnenschutzmittel, Zahnputzmittel, Wasch- und Reinigungsmittel enthalten im Allgemeinen bestimmte Mengen an Phthalaten, bromierten Flammschutzmitteln und Chlorparaffinen, wie sie bei ihrer Herstellung oder Lagerung verwendet werden.

Diese hormonellen Disruptoren verbleiben im Produkt, aber aufgrund der Verwendung und Exposition der Umwelt wandern bestimmte Komponenten in Wasser, Boden oder Haut. Aus diesem Grund ist es wahrscheinlicher, dass Babys und Kleinkinder, deren Tendenz darin besteht, Gegenstände in den Mund zu stecken, kontaminiert werden. Tatsächlich ist dies ein großer Grund zur Besorgnis, da bekannt ist, dass viele Spielzeuge derzeit verschiedene EDCs für ihre Plastifizierung benötigen.

**2.- Lebensmittel:** Lebensmittel sind eine der Hauptquellen für die Exposition gegenüber endokrinen Disruptoren. Die risikoreichsten Lebensmittel sind natürlich solche, die in ihrer Entstehung und ihrem Wachstum stärker Herbiziden, Pestiziden und Emissionen des Industrietyps ausgesetzt sind, beispielsweise Fisch und Schalentiere.

Natürliche Fette wie Öle und Milchprodukte neigen aufgrund der Affinität dieser Substanzen zu Lipiden auch dazu, hohe Konzentrationen an EDC anzusammeln.

**3.- Industrie:** Die Arbeitstage in der Industrie stellen ein Kontaminationsrisiko für diese Stoffe dar, da sie der Ort sind, an dem sie entstehen. Die häufigsten aktuellen Probleme in Bezug auf diese Tatsache sind männliche Unfruchtbarkeit und Prostatakrebs.

In ähnlicher Weise reflektieren einige Gesundheitsstörungen in der Kindheit einen Zusammenhang mit dem Beruf der Eltern und dem Kontakt, den sie mit hormonellen Störungen hatten.

**4.- Umwelt:** Bei Kontakt mit Luft, Wasser und Boden mit Stoffen aus Industrie und Landwirtschaft kontaminiert. In dieser Hinsicht sind beide ländlichen Gebiete, in denen Nutztiere ausgebeutet oder Nutzpflanzen angebaut werden, wie beispielsweise Großstädte, in nahezu gleichem Maße betroffen.

## Wirkmechanismen

Man könnte sagen, dass hormonelle Disruptoren als Fälscher im Körper wirken, da sie, sobald sie inkorporiert wurden, auf hormonelle Rezeptoren wirken und da ihre Struktur den natürlichen Hormonen ähnlich ist, binden natürliche Rezeptoren ihre normale Funktion auf drei verschiedene Arten und verändern .

Eine der drei Möglichkeiten bei EDCs ist, dass sie die Vereinigung natürlicher Hormone blockieren, indem sie ihren Platz einnehmen. Auf diese Weise wird kein Signal gesendet und daher keine Antwort gesendet. Es wirkt als Mechanismus der Hemmung. Die zweite Möglichkeit besteht darin, die Wirkung von Hormonen nachzuahmen, ein Signal abzugeben und daraus eine Antwort zu generieren.

Schließlich besteht die Möglichkeit, die normalen Konzentrationen des Hormons zu verändern. In diesem Fall erhalten die Rezeptoren ein Signal, das auf einen Hormonspiegel im Körper hinweist und als Reaktion die Produktion, den Transport und die Ausscheidung verändert.

Einmal im Körper, wirken hormonelle Disruptoren auf die oben beschriebene Weise, jedoch beeinflussen viele Faktoren ihr Verhalten bei einem Individuum. Lassen Sie uns einige wichtige Punkte untersuchen:

• **Wirkung in sehr geringen Dosen:** Disruptoren können wie Hormone in sehr geringen Konzentrationen wirken, was ungünstig ist, da es genau das Ausmaß ist, dem wir gegenwärtig ausgesetzt sind.

• **Cocktail-Effekt**: Die überwiegende Mehrheit der EDCs kann allein im Körper oder in Mischung mit anderen Substanzen wirken und in Gegenwart anderer Substanzen aktiviert, gehemmt oder vermindert werden.

• **Biomagnifikation:** Diese Art von Substanz ist bioakkumulativ, was bedeutet, dass sie sich allmählich im Organismus von Lebewesen anreichert und von einem Organismus auf einen anderen übertragen wird, während sie sich durch die trophische Kette fortbewegt.

• **Exposition in Momenten der Verwundbarkeit:** Bestimmte Lebensabschnitte wie Schwangerschaft und frühe Kindheit machen die Person anfälliger für Kontamination und Schäden, die durch Störfaktoren verursacht werden.

• **Substanz in einem Latenzzustand**: Manchmal kann es Jahre und Jahrzehnte dauern, bis sich eine durch EDCs verursachte Krankheit manifestiert. Ebenso kann ein Generationssprung auftreten.

Mit diesen grundlegenden Informationen über endokrine Disruptoren können wir die häufigsten hormonellen Toxine etwas genauer untersuchen.

# Teil II Die häufigsten hormonellen Toxine

# Kapitel 2. Polychlorierte Biphenyl-PCBs

Polychloriertes Biphenyl, besser bekannt als PCB, wurde zum ersten Mal vor mehr als einem Jahrhundert, ungefähr im Jahr 1881, synthetisiert. Zu diesem Zeitpunkt wurde entdeckt, dass diese Substanz feuerfest, sehr stabil, elektrisch nicht leitend und nicht sehr flüchtig ist bei Raumtemperatur

All diese Eigenschaften machten die Leiterplatte zum idealen Kandidaten für die Industrie, aber nicht für den menschlichen Kontakt. Erst einige Jahre später wurden die Auswirkungen auf die Gesundheit bemerkt.

Das polychlorierte Biphenyl besteht im Wesentlichen aus Chlor, Kohlenstoff und Wasserstoff und bildet auf molekularer Ebene zwei Ringe. Daher ist es äußerst stabil und beständig gegen chemische und biologische Brüche durch natürliche Prozesse, dh durch lebende Organismen und Natürliche Zyklen können es nicht metabolisieren.

**Leiterplatten im Alltag**

Das Verbot der Verwendung von PCB fand 1972 statt. Die USA waren das erste Land, das den Standard einführte, und letztendlich auch andere Nationen. Die Auswirkungen des Stoffes sind jedoch noch vorhanden.

Laut einer von Bursian S. im Jahr 2012 durchgeführten veterinärmedizinischen Toxikologiestudie werden rund 31% der vor Jahren produzierten PCB im globalen Ökosystem erhalten, und mehr als 780.000 Tonnen werden in alten, aufgegebenen elektrischen Geräten auf dem Feld oder in Gewässern aufbewahrt Ohne effiziente Kontrollen gespeichert.

Ebenso sind Biphenyle in dielektrischen Flüssigkeiten, Wärmetauschern und Kondensatoren enthalten, aber auch in Pestizidverdünnern, Schweißnähten, Klebstoffen, Transparentpapieren, Metallschnitzereien und Turbinenschmiermitteln.

**Kontaminationsgefahr**

Wenn die PCBs vor fast vierzig Jahren nicht mehr verwendet wurden und hauptsächlich in Turbinen und alten Geräten zu finden sind, scheinen sie keine unmittelbare Bedrohung zu sein. Die Kontamination mit diesem Stoff ist jedoch nicht so kompliziert wie es scheint, sondern es müssen nur bestimmte Situationen eintreten, damit dies eintritt.

Wenn ein Transformator aufgrund von Vandalismus, Unfällen, Nachlässigkeit oder Explosionen ausfällt, gelangt das Biphenyl in die Umwelt und dehnt sich durch Regenwasser und Abflüsse aus, die schließlich mit dem Boden in Berührung kommen und in die trophische Kette gelangen, in die es von einem Lebewesen zu gelangen beginnt andere.

Da es sich um eine sehr geringe biologisch abbaubare Substanz handelt, wurde es als persistenter organischer Schadstoff (COP) eingestuft. Dies bedeutet, dass es für lange Zeiträume, die sogar Jahrhunderte umfassen, in der Umwelt verbleibt.

# Kapitel 3. Polychlorierte Dioxine

"Dioxine" ist der Oberbegriff für eine sehr breite Gruppe von COP-Verbindungen. Es wird geschätzt, dass es ungefähr 75 Substanzen dieses Typs gibt, die alle das Element Chlor in ihrer Molekülstruktur gemeinsam haben.

DDPCs, wie Dioxine normalerweise genannt werden, werden weder in Labors noch in anderen Industriezweigen synthetisiert. Sie stammen aus anderen chemischen Substanzen, die der Verbrennung ausgesetzt sind, und obwohl dies als Erleichterung angesehen werden könnte, ist dies in Wirklichkeit der Fall Ein noch mächtigerer Auslöser.

**Woher kommen Dioxine?**

In der Papierindustrie wird während des klassischen Bleichprozesses molekulares Chlor oder Hypochlorit verwendet, das auch Chlor enthält, und beide Substanzen führen bei der Reaktion mit den im Holz vorhandenen Kohlenstoffstrukturen zu den Dioxinen, die schließlich in die Umwelt gelangen.

Eine andere Art und Weise, wie diese Substanzen entstehen, sind verschiedene Herstellungsverfahren mit chlorierten Substanzen wie Chlorphenolen, die als Antiseptika, Herbizide, Konservierungsmittel, Desinfektionsmittel, Pestizide und Holzschutzmittel verwendet werden.

DDPCs werden auch durch Emissionen aus Müllverbrennungsanlagen, durch Gase, die von Alltagsfahrzeugen, Zigarettenrauch- und Ölfabriken ausgestoßen werden, in die Luft und in die Atmosphäre im Allgemeinen freigesetzt. Die zahlreichen Quellen dieser

Substanz auf städtischer Ebene sind in unserem täglichen Leben sehr alarmierend.

Schließlich sind sie eine der wenigen endokrinen Störungen, die in der Natur erreicht werden können. Sie bilden sich bei vulkanischen Aktivitäten oder Waldbränden und ihr reiner Zustand ist klar kristallin, aber wenn sie mit Asche und anderen Verbindungen vermischt werden, verlieren sie dieses Aussehen.

**Wie gefährlich sind sie?**

Wir könnten sagen, dass ein Dioxin je nach Art des Stoffes gefährlich ist. Wie bereits erwähnt, gibt es Hunderte von Dioxinen, aber das giftigste ist 2,3,7,8-TCDD oder 2,3,7,8-Tetrachlordibenzo-p-dioxin.

Die Internationale Agentur für Krebsforschung (IARC) und das Gesundheitsministerium der Vereinigten Staaten halten Tetrachlordibenzo für ein potenzielles Karzinogen und einen sehr gefährlichen Stoff im Allgemeinen.

TCDD ist für verschiedene metabolische, neuromuskuläre und Zentralnervensystemeffekte verantwortlich. Es ist auch bekannt, dass es teratogene Wirkungen hat, das heißt, es ist ein Wirkstoff, der während der Schwangerschaft einen angeborenen Defekt oder eine Mutation im Embryo hervorrufen kann.

Chlorocné ist eine der bekanntesten Wirkungen von TCDD. Es besteht aus einem Ausschlag, der der jugendlichen Akne ähnelt, aber durch das Verschwinden der Talgdrüsen aufgrund der Exposition gegenüber dieser Substanz entstehen Pickel und Zysten. Eines der größten Risiken dieses Stoffes ist seine Dispergierbarkeit. Die größeren Partikel lagern sich aufgrund ihres Gewichts in der Nähe ihrer Quelle ab, dh im Boden oder im Wasser in der Nähe der Verbrennungsanlage oder Fabrik, der Rest verdunstet jedoch und wird in eine beliebige Richtung transportiert.

Im Wasser oder auf der Erde gelangen Dioxine leicht in die Nahrungskette und es ist eine Frage der Zeit, bis sie unseren Körper erreichen.

# Kapitel 4. Chlororganische Pestizide

Ein Pestizid ist ein Stoff, der bestimmte Tiere und Pflanzen ausrottet, die im Sinne einer Kultur als Schädlinge gelten. Die Natur greift nicht auf diese Art von Praktiken zurück, weil die Ordnung, die die Ökosysteme regelt, für die Regulierung jeder Art verantwortlich ist. Da das natürliche System jedoch zerstört wurde, müssen wir Menschen auf chemische Waffen zurückgreifen, die von uns selbst entwickelt wurden.

Organochlorverbindungen sind Substanzen, die im letzten Jahrhundert häufig zur Herstellung von Pestiziden verwendet wurden. Zu dieser Zeit war Dichlordiphenyltrichlorethan (DDT) die bevorzugte Verbindung und wurde sogar zur Bekämpfung der Anopheles-Mücke verwendet, die Malaria überträgt.

Das große Problem bei DDT und den anderen Organochlorverbindungen des "Dutzends" ist die hohe chemische Stabilität. Ihre ringförmige Struktur macht sie zu einer großartigen Ressource für die Ausrottung von Schädlingen, aber sobald sie sich im tierischen Organismus befinden, richten sie weiterhin Schäden an.

**Die Organochlorine zur Sonne heute**

Die Verwendung von DDT zur Herstellung von Pestiziden wurde in den USA ungefähr 1972 verboten, und es wurden große Anstrengungen unternommen, um die Verwendung anderer Organochlorverbindungen nach dem Stockholmer Übereinkommen zu minimieren. Diese Substanzen werden jedoch seitdem immer noch in der Atmosphäre gehalten das Datum

Viele Länder verwenden immer noch DDT und andere Substanzen in einigen Haushaltsprodukten, um Insekten zu eliminieren. Daher ist es zweckmäßig, die Expositionsfaktoren zu analysieren, die uns gefährden.

Verschmutzung der Atmosphäre: Pestizide werden normalerweise schneller mit Sprühgeräten ausgebracht. Daher ist es sehr einfach, die Luft auf diese Weise zu kontaminieren und den Stoff in andere Regionen zu transportieren oder in andere Bereiche der Atmosphäre zu gelangen, in denen sie reagieren Sonnenlicht und die anderen Verbindungen, die bereits da sind.

Boden: Organochlorsubstanzen werden durch Absorbieren des Stoffes nach dem Sprühen oder auch durch Luft in den Boden eingebracht. Einmal hier abgelagert, gelangen sie in die Gewässer oder unterliegen Abbau- und Verdunstungsprozessen.

Gewässer: Chlororganische Pestizide und die Stoffe, die bei Kontakt mit der Umwelt entstehen, werden in der Luft oder auf dem Boden in aquatische Ökosysteme transportiert, und daraus ergeben sich verschiedene Möglichkeiten. Diese Substanzen können sich biomagnifizieren, abbauen, unverändert bleiben oder über den Wasserkreislauf in die Atmosphäre zurückkehren.

Das Endziel dieser Routen sind natürlich Fettgewebe und bestimmte pflanzliche Lebensmittel, da es sich um wasserunlösliche Substanzen handelt, die jedoch Lipiden ähnlich sind. Dies geht aus einer Studie hervor, die in den 70er Jahren in Schweden durchgeführt wurde und bei der DDT festgestellt wurde bei Schweinen und Rindern.

Dieser endokrine Disruptor, dessen Aufgabe es ist, die Schädlinge unserer Nahrung anzugreifen, hört nicht auf, seine Arbeit zu verrichten, sobald er unseren Körper erreicht, und obwohl er uns nicht in der gleichen Weise beeinträchtigt, führt er mit Sicherheit zu einer Schädigung unserer Gesundheit.

## DIE SCHMUTZIGE DOKENA

Weltweit werden zwölf Substanzen verwendet, die aufgrund ihrer chemischen Natur zu einem großen Konflikt wurden. Innerhalb der Gruppe finden wir:

**Pestizide**: Aldrin, Chlordan, Dieldrin, Endrin, Heptachlor, Mirex, Toxaphen und DDT.

**Industrieprodukte**: Hexachlorbenzol und Polychlorbiphenyle.

**Abfälle aus der Industrie**: Dioxine und Furane.

## Kapitel 5. Perfluorierte Substanzen

Der fünfte endokrine Disruptor, den wir in diesem Buch vorstellen werden, reist nicht in der Atmosphäre oder im Wasser, wie es bei den vorherigen passiert, sondern ist in Ihr Haus eingedrungen, als Sie bestimmte Dinge für den täglichen Gebrauch gekauft haben.

Antihaftpfannen, spezielle Teppichreinigungsmittel, bestimmte wasserfeste Kleidungsstücke, Schmiermittel, Fußbodenpolituren und einige Haarprodukte enthalten perfluorierte Substanzen, ebenso wie bestimmte Pestizide und Emulsionen, die industriell verwendet werden.

Die Familie der perfluorierten Verbindungen ist zahlreich, aber die giftigsten sind Perfluoroctansulfonat (PFOS) und Perfluoroctanoat (PFOA), die gemäß dem Stockholmer Übereinkommen als persistente organische Schadstoffe (POP) eingestuft werden.

Sobald das Risiko von perfluorierten Substanzen entdeckt wurde, wurden Maßnahmen ergriffen, um deren Verwendung zu vermeiden. Eine davon ersetzte die gefährlichsten durch andere der gleichen Familie, die keine Bedrohung darstellten. Nach Meinung der Experten ist dies jedoch nicht der Fall genug.

In einer Reihe der Zeitschrift Environmental Health Perspectives aus dem Jahr 2015 wurde die „Declaration of Madrid“ veröffentlicht, auf die mehr als 200 Wissenschaftler aufmerksam gemacht haben, die behaupten, dass die Hersteller perfluorierter Substanzen nicht genügend Informationen über ihre Toxizität bieten und dass zusätzlich nach Alternativen ohne Fluor gesucht werden sollte, da dies eine endgültige Lösung wäre.

Die Verwendung von perfluorierten Substanzen derselben Familie kann keine echte Lösung sein, da ein Abbau PFOS oder PFOA verursachen oder ihre eigenen toxikologischen Wirkungen hervorrufen kann.

**PFC, Schwangerschaft und Stillzeit**

Da sich perfluorierte Substanzen bei uns zu Hause befinden, sind Schwangerschaft und Kleinkinder aufgrund ihres natürlichen Zustands am anfälligsten, tatsächlich sind sie am stärksten betroffen. Laut einer Studie über perfluorierte Immuntoxizität, die von Philippe Grandjean von der University of Southern Denmark durchgeführt wurde, können PFC bei Kindern, die während der Schwangerschaft exponiert wurden oder deren Immunsystem beeinträchtigen, Hodenkrebs erzeugen.

In einer weiteren Studie von Damià Barceló, Direktor des katalanischen Instituts für Wasserforschung (ICRA), wurde die Muttermilch von zwanzig Frauen mit neugeborenen Kindern analysiert und in 99% der Fälle wurde jedoch eine geringe Anzahl von PFC gefunden zeigte eine alleinstehende Frau ein hohes Niveau, was das Essen zu einem Risiko für das Kind machte, wie von der Europäischen Behörde für Lebensmittelsicherheit empfohlen

Andererseits hat Damià Barceló bei der Analyse von Säuglingsanfangsnahrung und Getreidebeikost für Säuglinge PFC in geringen Dosen entdeckt, und es wird angenommen, dass sie aus der Verpackung stammen, und damit zwei wichtige Dinge nachgewiesen: (1) Erstens, die überwiegende Mehrheit von Die Bevölkerung hat eine bestimmte Menge perfluorierter Substanzen in ihrem Körper. und (2) zweitens müssen wir sehr vorsichtig sein, wenn wir uns um ein neugeborenes Baby oder Kind kümmern.

# Kapitel 6. Phthalate

Phthalate sind eine Substanzfamilie, die aus insgesamt 80 synthetisch hergestellten Bestandteilen besteht. In der Industrie ist der Preis sehr niedrig und es stellt sich heraus, dass es sich um ein sehr vielseitiges Material handelt, weshalb es seit seiner Gründung in großem Umfang verwendet wurde.

Derzeit sind diese Substanzen in Farben und Lacken, Spielzeug, Modelliermassen, Kosmetika, Baustoffen, Reinigungsmitteln, Medizinprodukten, Klebstoffen und Haushaltsklebstoffen, Druckertinten, Stoffen und Pestiziden erhältlich.

Phthalate werden hauptsächlich als Weichmacher verwendet, sie werden beispielsweise in Vinyl eingearbeitet, um es zu erweichen und es flexibel und widerstandsfähig zu machen. Es wird auch als Duftfixierer verwendet, wie es bei Reinigungsmitteln und Kosmetika der Fall ist. Früher wurde es häufig zur Herstellung von Spielzeug und Babyartikeln verwendet, aber dank der Leichtigkeit, mit der die Verbindung wandert und sich im Körper festsetzt, war ihre Verwendung verboten.

**Wie kommen sie zu uns?**

Phthalate binden nicht chemisch an die anderen Substanzen, mit denen sie gemischt werden, und setzen sich daher im Laufe der Zeit allmählich frei, werden verwendet oder sind Hitze ausgesetzt. Daher ist die Exposition gegenüber diesen Substanzen kontinuierlich und kumulativ. Denken Sie an all die Plastikgegenstände, denen Sie jeden Tag und für wie lange ausgesetzt sind.

Darüber hinaus werden Phthalate von jeder Industrie emittiert, die den Stoff in jedem Stadium ihres Herstellungsprozesses verwendet, so dass es kein Entweichen gibt, sie sind in der gesamten Bevölkerung vorhanden, in mehr oder weniger großem Umfang jedoch nicht in ihrer Wirkung Es ist unmittelbar, es kann Jahre dauern, bis Symptome auftreten.

Luis Domínguez, Professor für Toxikologie an der medizinischen Fakultät der Universität von Las Palmas auf Gran Canaria, erklärt, dass Phthalate über die Haut, die Atemwege oder den Verdauungstrakt in den Blutkreislauf gelangen und im gesamten Körper verteilt werden Sie erreichen die Gewebezellen und warten dort auf unbestimmte Zeit.

Es ist zu hoffen, dass für diese Substanzen Verbotsmaßnahmen festgelegt wurden, die jedoch nicht zu den erwarteten Ergebnissen geführt haben. Eine Untersuchung in der amerikanischen Bevölkerung ergab, dass im Organismus der 11.000 untersuchten Personen Phthalate, deren Verwendung verboten ist, durch neue, noch nicht regulierte ersetzt wurden.

Es scheint also, dass wir diesen Stoffen sehr nahe stehen, wir könnten sie als ein für uns übliches chemisches Element wie Sauerstoff betrachten, aber wie schädlich es für unsere Gesundheit sein könnte und welche Maßnahmen wir ergreifen können, bleibt abzuwarten.

# Kapitel 7. Bisphenol-A

Der siebte endokrine Disruptor auf der Liste steht in engem Zusammenhang mit Lebensmitteln. Tatsächlich besteht beim Verzehr eines verpackten Lebensmittels die große Wahrscheinlichkeit, dass Sie Ihrem Körper eine bestimmte Dosis Bisphenol-A zuführen.

Bisphenol-A oder BPA ist eine Industriechemikalie, die seit mehr als fünfzig Jahren als Beschichtung für Blechdosen und zur Herstellung von Polycarbonatkunststoffen, -harzen und -CDs verwendet wird.

Wasserflaschen, Plastiknahrungsmittelbehälter, Babyflaschen, bestimmtes Spielzeug für Säuglinge und Getränkebehälter sind einige alltägliche Produkte, die uns dieser Substanz aussetzen. Wie Sie sehen, ist Bisphenol bei uns weit verbreitet, da ständig Kunststoff verwendet wird.

Laut dem Center for Disease Control and Prevention (CDC) haben mehr als 90% der Amerikaner Spuren von BPA im Körper, die jedoch die "tolerierbare Tagesdosis" nicht überschreiten. Kinder hingegen rennen nicht mit so viel Glück. Die Europäische Behörde für Lebensmittelsicherheit (AESA) hat im Jahr 2013 einen Bericht veröffentlicht, in dem erklärt wird, dass Kinder im Alter von 3 bis 10 Jahren in Bezug auf ihr Körpergewicht weitaus häufiger Bisphenol ausgesetzt sind, da die Nahrungsaufnahme Es ist in dieser Zeit überlegen als in anderen Zeitaltern.

## Von der Verpackung bis zum Körper

BPA ist wie viele andere endokrine Disruptoren in der Luft, im Wasser und im Boden vorhanden, aber in kleinen Mengen, die kein sehr großes Risiko darstellen, tritt das Problem tatsächlich auf, wenn diese Chemikalie aus dem Kunststoff freigesetzt wird, der sie enthält und durchläuft zu essen.

Die BPA-Migration kann von einer Flasche in die Flüssigkeit erfolgen, wenn ein Behälter in der Mikrowelle erhitzt wird, wenn er gefroren ist oder wenn er im Kühlschrank aufbewahrt wird. Mit "sicheren Kunststoffen" versucht man dies zu minimieren.

Polyethylenterephthalat (PET) und Polypropylen (PP) sind zwei Materialien, die bis zu 0,01 mg / kg übertragen. Dies ist eine geringere Menge als bei Dosen und anderen Kunststoffen, die für denselben Zweck verwendet werden.

**Bisphenol-A-Migration**

Damit Bisphenol den Kunststoff verlässt, müssen bestimmte Bedingungen erfüllt sein, z. B. wenn der pH-Wert des Lebensmittels niedrig (sauer) ist und die Migration höher ist, wie dies bei Zitrussäften, Tomatensauce und kohlensäurehaltigen Getränken der Fall ist.

Ebenso beeinflussen die Verschlechterung des Kunststoffs, die Temperatur, die Einwirkzeit und die Art des Materials, aus dem der Behälter besteht, die Menge an Bisphenol, die in das Lebensmittel gelangt.

# Kapitel 8. Parabene

Wenn wir weiterhin einen Rundgang durch das Haus machen, um nach infiltrierten endokrinen Disruptoren zu suchen, sollten wir als nächstes das Badezimmer überprüfen. Hier erhalten Sie Parabene, eine der am häufigsten verwendeten Chemikalien in der Kosmetikindustrie.

Parabene sind Chemikalien, die als Konservierungsmittel in Produkten, Schönheitsprodukten und bestimmten Arzneimitteln verwendet werden. Der Grund, warum es verwendet wird, ist, dass damit eine bakterizide und fungizide Wirkung erhalten wird, das heißt, es verhindert das Wachstum von Mikroorganismen in dem Produkt, außerdem ist es wirtschaftlich.

80% der auf dem Markt befindlichen Kosmetika enthalten Parabene, von denen etwa 90% synthetisch sind. Organische Parabene, die für einige Pflanzen und Früchte typisch sind, werden im Körper metabolisiert und stellen kein Problem dar, zum Beispiel Blaubeeren.

Auf den Etiketten bestimmter Produkte finden Sie die Namen der verschiedenen Mitglieder der Parabenfamilie, üblicherweise in englischer Sprache, wie Methylparaben, Propylparaben, Butylparaben und Benzylparaben. Auch einige andere Industrieprodukte enthalten diese Substanzen.

Fischdosen, Zubereitungen auf Milchbasis, Marmeladen, Öle, Stämme, Nasen- und Augentropfen sowie Rasierschäume enthalten ebenfalls Parabene und erfüllen im Wesentlichen die gleiche Funktion: Verhindern die Vermehrung von Bakterien und verlängern die Haltbarkeit des Produkts.

**Sind sie sicher?**

Seit mehr als fünfzehn Jahren wurde angenommen, dass Parabene Substanzen von geringer Toxizität und sehr sicher sind, da der Körper sie absorbiert, metabolisiert und ausstößt, so dass keine Einschränkungen in Bezug auf ihre Verwendung geschaffen wurden, jedoch Jahre später diese Idee Es wurde durch ein nicht sehr ermutigendes ersetzt.

Im Jahr 2004 untersuchte eine Gruppe von Onkologen der University of Reading, Edinburgh, krebserregende Gewebe, und 90% der Proben von Brustkrebspatientinnen waren mit Spuren von Parabenen kontaminiert. Laut den CIR-Studien (Cosmetic Ingredient Review) ist die Verwendung von Parabenen in Kosmetika in Mengen unter 25% kein Risiko, und die Konzentration des Stoffes variiert normalerweise zwischen 0,01 und 0,3%.

Die Meinung vieler Wissenschaftler und Ärzte über die Auswirkungen dieses Stoffes auf die Gesundheit ist unterschiedlich, aber viele sind sich einig, dass sie Allergien auslösen. Kontaktdermatitis, Entzündung, Rötung und trockene Haut sind Symptome einer Reaktion auf Parabene, wenn die Haut oder Kopfhaut Kosmetika, Farbstoffen, Cremes und einigen Medikamenten ausgesetzt ist.

# Kapitel 9. Triclosan

Im Badezimmer neben den Parabenen befindet sich Triclosan, der neunte Disruptor auf der Liste und einer der hygienischsten, vor allem in Bezug auf Mund und Zähne.

Triclosan ist eine chemische Verbindung, die wie Parabene als Konservierungsmittel verwendet wird, da sie das Wachstum von Bakterienkolonien hemmt. Es ist derzeit in mehr als zweitausend Produkten auf dem Markt und wie erwartet auch in unserer Agentur.

In einer in den USA durchgeführten Studie wurde Triclosan in etwa 75% der untersuchten Urinproben bei Menschen unterschiedlichen Alters und beiderlei Geschlechts gefunden, und seine Anwesenheit im Organismus hat natürlich Auswirkungen auf die Gesundheit. Dies führt uns zu der Frage, warum diese Substanz so häufig verwendet wird.

Triclosan ist in Zahnputzmitteln, Mundwässern, Deodorants, Duschgels, Make-up- und Nagelreinigungsmitteln enthalten. Es wird auch auf pharmazeutischer Ebene verwendet, aber seine Markterhöhung fand tatsächlich statt, als Zahnpasten hergestellt wurden "Totaler Schutz".

Als die Industrie die große bakterizide Wirkung entdeckte, war sie der Ansicht, dass Mundhygieneprodukte mit dieser Chemikalie Zahnfleischentzündungen und Mundgeruch lindern würden, die aus der Vermehrung von Bakterien herrühren, und obwohl dies eine kluge Entscheidung war, wurde sie nicht getroffen unter Berücksichtigung des negativen Effekts, den es erzeugt.

Laut der Europäischen Union beträgt die maximal zulässige Konzentration, die die Gesundheit nicht beeinträchtigt, 0,3% für Zahnpasten und Körperseifen. In Mundwasser sind es bis zu 0,2%, dies berücksichtigt jedoch nicht die kumulative Wirkung, die es auf Zahnbürsten haben kann.

Dieselbe Studie, die von Chemikern der University of Massachusetts in Amherst durchgeführt wurde, ergab, dass die Anreicherung von Triclosan in Zahnbürstenborsten sieben- bis zwölfmal höher sein kann als die empfohlene tägliche Expositionsdosis.

**Triclosan in der Umwelt**

Triclosan bleibt nicht nur im Badezimmer Ihres Hauses, es ist auch in der Umwelt vorhanden. Im Allgemeinen gelangt der Stoff über das Abwasser in Gewässer - sowohl in Flüsse als auch in das Meer -, kann aber auch über weggeworfene Zahnbürsten und industrielle Produktionsabfälle in andere Ökosysteme gelangen.

Die Wirkung von Triclosan in der Umwelt ist Resistenz. Seine natürliche Funktion als Chemikalie besteht darin, als Bakterizid zu reagieren, und das in erster Linie, aber nach einer gewissen Zeit werden die überlebenden Mikroorganismen stärker und bilden Resistenzen.

Aus diesem Grund schlägt die Food and Drug Administration (FDA) den vollständigen Rückzug vom Markt vor. Wenn ein Organismus eine Resistenz gegen eine Substanz erzeugt, wird er dagegen immun, so dass die Behandlung einer Infektion beispielsweise komplizierter wird.

## Kapitel 10. Moschus

Wenn wir weiterhin die in Ihrem Badezimmer vorhandenen Kosmetika analysieren, finden wir neben Triclosan und Parabenen Moschus aus lang anhaltenden Körperparfums, deren Haltbarkeit so lang ist, dass Wissenschaftler Proben von Parfums in Seen und Flüssen erhalten haben.

Ein Moschus wird als fetthaltiger Stoff mit einem starken Geruch angesehen, der von den Hirschen und Moschusochsen sowie von anderen Tieren und Pflanzen mit einem ähnlichen Geruch abgesondert wird. Früher wurden diese Chemikalien aus dem Tod des Tieres und der Extraktion des Öls aus der Pflanze gewonnen, aber die Industrie kümmerte sich bald darum, es synthetisch zu replizieren, um sie in einem größeren Volumen zu erhalten.

Auf diese Weise erhalten wir heute polyzyklische Moschusarten, Galaxolid und Tonalid sowie zwei Arten von Stickstoffmoschusarten, die alle Hauptzutaten bei der Herstellung von Parfums sind.

Synthetischer Moschus zersetzt sich nicht in der Umwelt, wie dies bei natürlichen Moschusarten der Fall ist. Er bleibt jahrzehntelang intakt, auch wenn er sich bereits im Fettgewebe eines Tieres oder Menschen befindet und dort Krankheiten verursachen kann.

Nach Angaben der Zeitschrift Environmental Science and Technology wurden Moschusarten im menschlichen Fettgewebe und in der Muttermilch gefunden. Die Auswirkungen sind noch nicht bekannt. Einige Tierstudien weisen jedoch darauf hin, dass diese Substanzen möglicherweise für Veränderungen in der Muttermilch verantwortlich sind das endokrine System und bestimmte Arten von Krebs.

**Eine unnötige Belichtung**

Wird die Funktion von Parfums im Vergleich zu anderen Kosmetika analysiert, kann man den Schluss ziehen, dass es sich um ein überflüssiges Produkt handelt, da unsere Hygiene und Gesundheit nicht davon abhängt. Im Gegenteil, es setzt uns aus und gefährdet die Umwelt um uns herum.

Synthetischer Moschus ist wie viele andere Substanzen in die Nahrungskette integriert und wandert mit unglücklichen Folgen von einem Gewürz zum anderen oder verbleibt jahrelang im Ökosystem und verschmutzt auf verschiedenen Ebenen, wie dies bei unserem Körper der Fall ist.

Proben von synthetischem Moschus wurden in Blut, Fett, Muttermilch und sogar bei Neugeborenen gefunden, die sie während der Schwangerschaft von ihren Müttern erhalten.

Es scheint, dass von allen bisher untersuchten endokrinen Disruptoren für die synthetischen Moschusarten ein sehr hoher Preis für das erhaltene Produkt gezahlt wird, der nicht als notwendig erscheint, da seine Umsetzung in Parfums vom Gewässer bis zum Organismus wirkt von Neugeborenen.

# Kapitel 11. UV-Filter

Sonnencremes sind eines der am meisten empfohlenen Produkte für den Schutz und die Pflege der Haut, da sie die überraschende Fähigkeit besitzen, als unsichtbare Rüstung gegen die starken Sonnenstrahlen zu wirken, während sie für unsere Haut und den Rest unseres Körpers gesund sind Es profitiert nicht in gleicher Weise.

In fast jedem Sonnenschutzmittel auf dem Markt werden wir Avobenzon, Oxybenzon, Ecamsule und Octocrylen erhalten, Chemikalien, die von der Food and Drug Administration (FDA) bis vor kurzem als sicher eingestuft wurden. Dieses Gesundheitsamt führte in diesem Jahr 2019 eine in der Fachzeitschrift JAMA veröffentlichte Untersuchung durch, bei der festgestellt wurde, dass die vier oben genannten Verbindungen über die Haut aufgenommen und in die Blutbahn geleitet werden, wo sie mehr als 24 Stunden nach der Anwendung verbleiben und sich ansammeln bei täglicher Einwirkung des Stoffes.

Um zu diesen Schlussfolgerungen zu gelangen, wurden vier kommerzielle Präsentationen von Sonnenschutzmitteln bei 24 Personen (12 Männer und 12 Frauen) verwendet, und die Teilnehmer wurden gebeten, das Produkt vier Tage lang viermal täglich anzuwenden. Danach wurden die Konzentrationen in analysiert Blut

Die Ergebnisse zeigen, dass Avobenzon, Oxybenzon, Ecamsule und Octocrylen den empfohlenen Index nur am ersten Tag der Anwendung überschreiten und dass Oxybenzon sogar eine Haltbarkeit von sieben Tagen erreichen kann, wenn es in der Muttermilch verbleibt.

Die FDA ist der Ansicht, dass die vier Chemikalien zwar die empfohlenen Tagesgrenzwerte überschreiten, jedoch keine Gesundheitsgefährdung darstellen. Es sind noch Forschungsarbeiten erforderlich, um ihre tatsächliche Wirkung auf die Plasmakonzentrationen nachzuweisen.

**Beschädigung des marinen Ökosystems**

Es wurde gezeigt, dass Oxybenzon, das in etwa 60% der Sonnenschutzmittel in einer seiner Präsentationen enthalten ist, für erhebliche Schäden an marinen Ökosystemen, insbesondere an Korallenriffen, verantwortlich ist.
In einer im Archiv für Umweltkontamination und Toxikologie veröffentlichten Studie verdünnten die Forscher Oxybenzon in verschiedenen Konzentrationen in Korallenlarvenbecken. Nach achtstündiger Exposition verloren sie ihre Beweglichkeit, Färbung und nahmen eine atypische Kreisform an

.
Die Wirkung der höchsten Konzentrationen war am überraschendsten, da sie DNA-Läsionen und damit den Tod von Korallen verursachten. Die Studie wurde in verschiedenen Bereichen wiederholt und in allen Fällen wurden die gleichen Wirkungen beobachtet.

Beim Menschen ist die Wirkung nicht so drastisch wie bei Korallen. Wir müssen jedoch berücksichtigen, dass noch Studien durchgeführt werden müssen, um die Wirkung des Stoffes auf den Organismus zu vertiefen.

# Kapitel 12. Organophosphor-Pestizide

Der zwölfte Störfaktor, der in diesem Buch angekündigt wird, wird häufig auf den Feldern eingesetzt, auf denen das Obst und Gemüse, das wir an unseren Tisch bringen, täglich wächst. Leider sind die Menschen, die am stärksten davon betroffen sind, Landarbeiter. Die Substanz kann jedoch leicht in die Städte gelangen, in denen wir leben.

Organophosphor-Pestizide, die in großen Kulturen sehr verbreitet sind, werden aus organischen Verbindungen hergestellt, die in ihrer Struktur mehrere Phosphoratome aufweisen und als Inhibitoren bestimmter Enzyme wirken, die für die Funktion des Nervensystems verantwortlich sind. Die toxische Wirkung von Phosphorverbindungen ist bekannt und trotzdem ereignen sich jedes Jahr zahlreiche Unfälle. Allein in Mittelamerika erleiden Schätzungen zufolge 3% der Landarbeiter, die Pestiziden ausgesetzt sind, jedes Jahr eine akute Vergiftung.

Organophosphorverbindungen wie Chlorpyriflora (CPF) haben in hohen und sehr hohen Dosen neurotoxische Wirkungen, aber es war unbekannt, was mit niedrigen Konzentrationen passierte, bis sich eine Gruppe argentinischer Wissenschaftler der Entdeckung widmete und die Gesundheitsbehörden damit überraschte die Ergebnisse

**Kleine Dosis Schaden**

Forscher der Fakultäten für Pharmazie, Biochemie und Medizin der Universität von Buenos Aires und Wissenschaftler der Nationalen Universität von Comahue untersuchten die Auswirkungen der Exposition gegenüber niedrigen Dosen von Chlorpyrifos bei Ratten und Zellkulturen. Beide Untersuchungsgegenstände wurden getrennt analysiert.

Die Menge an Chlorpyrifos, der die Versuchstiere ausgesetzt waren, war die täglich zugelassene Aufnahme und die maximale Dosis, bei der keine Wirkungen beobachtet wurden. Bei der Beobachtung weiblicher Ratten zeigten sich Veränderungen im Brustgewebe und in der Hyperplasie, und die Forscher entdeckten aktive Zellproliferations- und Migrationswege.

Bei männlichen Ratten zeigte sich, dass Chlorpyrifos als endokriner Disruptor wirkt. Die Versuchstiere waren kastriert und hatten keine Möglichkeit, Hormone zu produzieren. Das Vorhandensein der Substanz führte jedoch zu einer Hemmung der Hypothalamusachse der Hypophyse, das heißt, es wirkte wie ein endogenes Östrogen.

Andererseits erhielten die Zelllinien ausgewählte Dosen unterhalb von 50% der Zellen, und in den östrogenabhängigen und unabhängigen Zellen wurden unterschiedliche Verhaltensweisen beobachtet, wobei beide Modelle Brustkrebsentstehung waren.

Abhängige Zellen, die niedrigen Dosen von CPF ausgesetzt waren, induzierten die Zellproliferation und erhöhten den Effekt der Migration, einen klassischen Mechanismus der Tumorprogression. In östrogenunabhängigen Zelllinien trat nur der Tod aufgrund eines chemischen Ungleichgewichts plus Nichtverbreitung oder Migration auf.

Die Schlussfolgerungen dieser umfassenden Studie sind alarmierend, da diese chemische Verbindung sehr häufig verwendet wird, sodass das daraus entstehende Problem für die öffentliche Gesundheit ebenso große Anteile haben würde wie das seiner Verwendung.

# Kapitel 13. Tributylzinn

Um diesen neuen Disruptor zu erkennen, müssen wir uns an den Küsten der Meere ansiedeln, insbesondere in den Schiffen, die die Hauptquelle für die Emission von Tributylzinn sind, einem der gefährlichsten Stoffe für Wasserlebewesen.

Die Außenwände der Boote und Turbinen sind mit einem speziellen Anstrich auf Tributylzinn- oder TBT-Basis versehen, um eine Verkrustung oder Biobewuchs zu vermeiden, der die Besiedlung der Struktur durch Meeresorganismen darstellt. Wenn Mollusken, Algen und Bakterien die Oberfläche eines Schiffes übernehmen, wird es langsamer und es entsteht ein höherer Kraftstoffverbrauch. Hinzu kommt, dass in den allermeisten Fällen sehr teure Schäden an der Oberfläche des Schiffes auftreten Metall

Um all diese Unannehmlichkeiten in den frühen sechziger Jahren zu vermeiden, wurden Antifouling-Farben verwendet, die Arsen, Quecksilber und verschiedene Pestizide enthielten. Diese waren jedoch teuer, und schließlich galt die Tributylzinnlösung als viel rentabler, da der Preis für das Leben bezahlt wurde Marina ist ziemlich hoch.

**Mehr als nur ein Repellent**

Die ursprüngliche Idee der Antifouling-Farben bestand darin, die problematischen Spezies von der Oberfläche der Boote fernzuhalten, führte jedoch aufgrund der chemischen Natur der Verbindung zu übermäßigen Schäden.

Tributylzinn (TBT) hat ein Zinnatom und drei Butylgruppen, daher ist die Wasserlöslichkeit sehr gering. Tatsächlich bindet

die Verbindung bevorzugt an die Schwebeteilchen und Sedimente des Meeresbodens, sobald sie hier beginnt Probleme in Wasserorganismen erzeugen.
Es wurde gezeigt, dass TBT für Deformationen der Austernschalen, neurotoxische und teratogene Effekte, dh Embryo-Mutationen, verantwortlich ist. Darüber hinaus erzeugt es einen Effekt namens "Imposex", der darin besteht, Geschlechtsänderungen bei Gastropoden (Schnecken) zu erzwingen.

Laut einer Studie, die 2017 von Norma Sbarbati in Argentinien durchgeführt wurde, kann TBT bei Mollusken Sterilität und erhöhte Mortalität verursachen und DNA-Schäden verursachen. Sie sind jedoch nicht die einzige Art, von der Säugetiere ebenfalls betroffen sind ähnlich.

Die Abnahme der Spermatogenese, Fettleibigkeit, Missbildungen und Lymphozytenhemmung waren einige der Effekte, die in verschiedenen Laborstudien an Mäusen beobachtet wurden, und es ist nicht schwierig, ein Säugetier dieser Substanz auszusetzen, da sie nicht nur auf Schiffen, sondern auch auf Schiffen angewendet wird Es wird zur Holzbehandlung, Textilreinigung und PVC-Herstellung verwendet.

# Kapitel 14. Lösungsmittel und Aliphenole

Die Alkylphenole sind eine Gruppe chemischer Substanzen, die industriell zur Herstellung von Tensiden verwendet werden, einem Produkt mit der Fähigkeit, die Oberflächenhärte von Wasser zu verringern.

Die Aliphenole bewirken, dass die Moleküle zusammenrutschen und nicht anhaften können, so dass sie unvermeidlich mit dem Öl und Fett in der Umwelt interagieren. Wenn man das weiß, ist es sehr leicht zu erraten, wo sich diese Substanz befindet: in Waschmitteln, Seifen, Schaumbildnern und Emulgatoren.

Es wird geschätzt, dass die jährliche Produktion von Alkylphenolen weltweit nahezu 500.000 Tonnen beträgt und dass etwa 60% davon nach Gebrauch in die Gewässer gelangen. Ebenso entsprechen 80% Octylphenol und Nonylphenol, den beiden am häufigsten verwendeten, aber am giftigsten verwendeten Alkylphenolen.

**Unsere Kleidung ist kontaminiert**

Alkylphenole sind in Textilveredlungsprodukten enthalten, wie Untersuchungen von Greenpeace aus dem Jahr 2003 belegen, in denen Haushaltsstaub untersucht und das Vorhandensein von Phthalaten, Organozinnverbindungen, Formaldehyd und Alkylphenolen nachgewiesen wurde.

Diese Substanzen werden zum Stempeln, Verhindern von Abnutzung des Gewebes und Verleihen bestimmter Reinigungseigenschaften verwendet, aber ihre Beständigkeit im Gewebe ist kurzlebig und die Partikel werden langsam in die Umwelt freigesetzt.

In diesem Jahr analysierte Greenpeace die Kleidungsstücke der wichtigsten Unternehmen und fand heraus, dass ethoxyliertes Nonylphenol in mehr als vierzehn Marken vorkommt. Das Beunruhigendste nach Angaben der Organisation ist, dass Nonylphenol ein sehr starker endokriner Disruptor ist.

Eine andere Möglichkeit, unsere Kleidungsstücke zu kontaminieren und uns Alkylphenolen auszusetzen, besteht in der ständigen Verwendung von Waschmitteln und Seifen, die das Wasser und folglich die Meeresumwelt, Seen und Flüsse zusätzlich kontaminieren können.

**Sexuelle Entwicklung und Alkylphenole**

Mehrere in den letzten Jahren durchgeführte Experimente zeigen, dass Nagetiere, die vor und nach der Geburt Nonylphenol ausgesetzt waren, bei der Reife kleinere Hoden und weniger Sperma entwickeln, selbst wenn es sich um eine kleine Menge der Substanz handelt.

Fische haben auch eine beeinträchtigte sexuelle Entwicklung, aber sie scheinen Hermaphroditismus. Untersuchungen an einigen Gewässern im Vereinigten Königreich ergaben, dass sich Fische mit diesem Problem direkt an den Einleitungsstellen der Reinigungs- und Kläranlagen für Haushaltsgewässer konzentrierten.

Kleidung ist unsere zweite Haut und für Wissenschaftler ist es beunruhigend, dass solch ein Schadstoff so nah bei uns ist. Es bleibt abzuwarten, wie die Wissenschaft diese für unsere Gesundheit so gefährliche Situation angeht.

# Kapitel 15. Styrol

Der fünfzehnte endokrine Disruptor auf der Liste ist einer der wenigen, die unser Körper einige Stunden nach der Kontamination aufnehmen und entsorgen kann. Wir sind jedoch so stark Styrol ausgesetzt und der menschliche Körper reagiert so empfindlich auf seine Absorption, dass dies zur Folge haben kann So gefährlich wie der Rest.

Styrol ist eine flüssige Substanz, die sowohl in der Natur als auch in der Industrie produziert wird. Bestimmte Mikroorganismen wie Bakterien und Pilze produzieren Styrol in ihren Stoffwechselprozessen. Für uns ist der Stoff eine Bedrohung, wenn er durch Verbrennungs- und Herstellungsprozesse entsteht.

Verpackungsmaterialien, Teppiche, Glasfasern und Isolatoren enthalten Styrol in Form von langen Ketten, die als Polystyrol bekannt sind, und auf industrieller Ebene werden bei der Herstellung all dieser Elemente große Mengen des Stoffes freigesetzt.

**Styrol in unserem Körper**

Dank der industriellen Aktivität ist Styrol in nahezu jeder Stadt der Welt und in geringerem Maße in ländlichen Gebieten in Luft, Boden und Wasser vorhanden. In Boden und Wasser kann es durch Einwirkung von Mikroorganismen abgebaut werden oder in die Atmosphäre verdunsten, in der Luft verdient sein Abbau einige Tage.

Styrol gelangt durch Einatmen, Verschlucken oder Kontakt mit der Substanz in unseren Körper. Es reicht aus, ein

Produkt, das es enthält, mit den Fingern zu berühren, damit es direkt durch die Dermis gelangt.

Das gleiche passiert, wenn das Lebensmittel die Substanz dank der Verpackung erhält, aber in diesem Fall kommen sie durch Einnahme zu uns. Wir atmen Styrol aus der Umwelt ein und diejenigen, die am stärksten gefährdet sind, sind Fabrikarbeiter.

In unserem Körper werden 85% des Styrols innerhalb von 24 Stunden über den Urin und ca. 5% über die Luft, die wir ausatmen, ausgeschieden. Diese kurze Zeitspanne reicht jedoch aus, um den Körper zu schädigen.

Ratten, die hohen Dosen von Styrol ausgesetzt sind, leiden unter Veränderungen des Lernprozesses und einer Schädigung der Spermien im Erwachsenenalter. Das Nationale Toxikologieprogramm des US-Gesundheitsministeriums stuft Styrol als "mit vernünftiger Wahrscheinlichkeit krebserregend" ein "

Denken Sie daran, dass die Wirkung eines Stoffes auf den Organismus von der Einwirkungszeit und seiner Konzentration abhängt. Daher ist es nicht verwunderlich, dass Styrol auch dann Spuren in unserem Körper hinterlässt, wenn es nicht im Gewebe gespeichert ist.

# Kapitel 16. Chlorierte Paraffine

Chlorierte Paraffine oder PCCC sind eine der invasivsten chemischen Substanzen in der Industrie und wiederum eine mit der größten Ausbreitungskapazität, so dass kleine Prozentsätze dieser Chemikalie in verschiedenen arktischen Arten gefunden wurden, von denen angenommen wird, dass sie sehr abgelegen sind Weg von den großen Städten.

PCCCs sind wasserunlösliche Flüssigkeiten mit hoher chemischer Stabilität, die während ihrer Herstellung, Lagerung, ihres Transports und ihrer Verwendung in die Atmosphäre freigesetzt werden. Mit anderen Worten, sie werden in die Umwelt freigesetzt und kontaminieren im Wesentlichen während ihres gesamten Lebenszyklus.

Paraffine werden zur Herstellung von Kunststoffen, Farben und Industrieschmierstoffen verwendet. Chlorierte Paraffine wurden jedoch auch in Spielzeugen, Aufklebern, Textilien, Sportgeräten und Küchengeräten mit einer Konzentration von 11% gefunden, die über den zulässigen Werten liegt Gesundheitsagenturen

PCCC wurde in der Luft, im Wasser von Flüssen und Seen, in Abwässern, Fischen, Säugetieren und abgelegenen Regionen wie der Arktis nachgewiesen, da der Stoff unter Umweltbedingungen nur sehr langsam abgebaut wird, aber dank industrieller Produktion Sie sammeln sich sehr schnell an.

Paraffine gelangen über Wasserorganismen in die Nahrungskette. Sie sind die ersten, die sich selbst aussetzen, und Säugetiere werden durch Fütterung kontaminiert. Dies erklärt, warum PCCC in der Muttermilch von Inuit-Frauen in

Nord-Quebec und in den indigenen Stämmen Nordamerikas gemessen wurde.

**Gefährlich für die Stockholmer Konvention**

Im Jahr 2017 wurden die Chlorparaffine in Anhang A der Vereinbarung des Stockholmer Übereinkommens aufgenommen, was bedeutet, dass der Stoff beseitigt werden muss und auch seine Vermischung mit anderen Arten von Verbindungen begrenzt ist. Bislang waren Paraffine als Bedrohung für die menschliche Gesundheit nicht eingehend untersucht worden.

In einer zweijährigen Studie, die vom United States National Toxicology Program durchgeführt wurde, wurde die Auswirkung der Exposition weiblicher und männlicher Mäuse gegenüber chlorierten Paraffinen bewertet. Die bei den Mäusen beobachteten Veränderungen waren Veränderungen der Atmung, verminderte Aktivität, Wirbelsäulenprobleme, Adenome und hepatozelluläre Karzinome.

In einer solchen Studie wurde der Schluss gezogen, dass die möglichen Auswirkungen auf den Menschen überprüft werden müssen, und bald gelangte die Internationale Agentur für Krebsforschung zu dem Schluss, dass einige PCCCs möglicherweise krebserregend sind.

# Kapitel 17. Blei

Bis zu diesem Kapitel haben wir verschiedene chemische Substanzen aufgelistet, die als endokrine Disruptoren wirken. Die meisten von ihnen werden synthetisiert und dann in industrielle Prozesse eingearbeitet. Dies geschieht jedoch nicht mit Blei und den nächsten zu erwähnenden Metallen, sondern sie existieren bereits in der Natur Ihre Verwendung in unseren Aktivitäten macht sie zu einer Gefahr.

Blei ist ein giftiges Metall, das in der Erdkruste vorkommt. Es wurde 1899 entdeckt und seine möglichen Anwendungen wurden schnell untersucht. Die Schäden, die Blei für die menschliche Gesundheit verursacht, sind heute allen bekannt, die Substanz ist jedoch bereits überall vorhanden.

**Wo ist der Vorsprung?**

Dieses Metall wird zur Herstellung von Kosmetika, Spielzeug, Medikamenten, Emaille, Schmuck, Farben und Brennstoffen verwendet und wird in der metallverarbeitenden Industrie zum Schweißen verwendet. Ebenso wird es durch Bergbau und Recycling gewonnen.

Bleiemissionen erreichen Wasser, Luft und Land, und zu diesem Zeitpunkt hält die Kontamination von Arten, einschließlich des Menschen, an. Eine übliche Art, wie wir uns Blei aussetzen, besteht darin, Trinkwasser durch Rohre zu leiten, die aus Blei bestehen oder mit diesem Metall verschweißt sind.

## Was macht Blei in unserem Körper?

Blei gelangt durch Darmresorption, durch die Haut und durch Einatmen in den Körper und wird im Blutstrom zu allen Organen und Geweben transportiert, die sich normalerweise in Knochen, Zähnen, Lebern und Gehirn ansammeln, Milz, Nieren und Lunge. Während der Schwangerschaft überquert es die Plazenta.

Bleihaltiger Dampf ermöglicht eine 50% ige Aufnahme durch den Körper, wodurch die weichen Organe schnell angegriffen werden und die Eisenfixierung im Blut verhindert wird, was zu Anämie führt.

Eine der bekanntesten durch Blei verursachten Erkrankungen heißt "Saturnismus" und ist eine Vergiftungsform, die die Synthese von Hämoglobin blockiert und den Sauerstofftransport zum Blut verändert.

## Blei und reproduktive Entwicklung

Mütter, die diesem Metall ausgesetzt sind, weisen eine hohe Rate an Abtreibungen und Totgeburten auf, Babys mit niedrigem Geburtsgewicht und Frühgeburten haben ebenfalls eine höhere Inzidenz. Mehrere Studien zeigen, dass die Fruchtbarkeit von Männern abnimmt, wenn der Blutbleispiegel 40 ug / dl überschreitet oder mehrere Jahre bei 25 ug / dl gehalten wird. Metall beeinflusst den Spermatogeneseprozess und führt bei Frauen zu Menstruationsstörungen.

Laut einer Studie der National Health and Nutrition Examination Survey, die in den USA durchgeführt wurde, führt dies bei Jugendlichen zu einer Verzögerung der Geschlechtsreife.

Menarche, das Auftreten von Schamhaaren und die Brustentwicklung werden signifikant verzögert, wenn die Bleikonzentration im Blut 40 ug / dl überschreitet.

Dies sind nur einige der gesundheitlichen Auswirkungen von Blei. Wir sind mit einem der giftigsten Metalle konfrontiert, das vor allem die Gesundheit von Kindern gefährdet, deren Körpergewicht und Gewohnheiten sie anfälliger machen.

# Kapitel 18. Cadmium

Cadmium ist ein natürliches Metall, das die seltsame Eigenschaft besitzt, als wirklicher endokriner Disruptor zu wirken. Sobald es in den Körper gelangt, konkurriert es mit Östrogenrezeptoren und sendet fehlerhafte Signale an den Körper. Zweifellos ist dies eine der gefährlichsten Auswirkungen.

Dieses Schwermetall ist nicht frei, es wird normalerweise mit Zink, Blei und Kupfer in Verbindung gebracht und durch Schmelzen und Raffinieren gewonnen. Lediglich Cadmium wird durch den Greenockit, der ein Metallsulfid ist, gefunden.

Durch vulkanische Aktivitäten, Gesteinserosion und Waldbrände werden bestimmte Mengen Cadmium in die Atmosphäre freigesetzt. Die größten Emissionen gehen jedoch auf die industrielle Tätigkeit des Menschen zurück.

## Wie kommt Cadmium zu uns?

Cadmium gelangt ebenso wie andere synthetische Disruptoren durch Verschlucken und Einatmen in unseren Körper. Das Ausbringen von chemischen Düngemitteln fügt dem Boden und dem Wasser dieses Metall hinzu, und Pflanzen und Tiere erzeugen einen gewissen Widerstand dagegen, aber übertragen ihn auf uns, wenn wir uns von ihnen ernähren.

Fische und Weichtiere, die durch Wasser- und Planktonaufnahme kontaminiert sind, haben hohe Cadmiumkonzentrationen im Gewebe, ebenso Muscheln, Algen und einige Pilze wie Pilze.

Kakao und Tabak enthalten auch Cadmium in ihrer Biomasse. Wenn eine Person raucht, entsteht Cadmiumoxid, das vom Körper schnell absorbiert wird, und es wird geschätzt, dass 50% des gesamten Metalls, das auf diese Weise eingeatmet wird, in die Blutbahn gelangt.

**Cadmium als endokriner Disruptor**

Cadmium ist in der Lage, den Östrogenrezeptor zu binden und zu aktivieren. Tatsächlich konkurriert es mit natürlichem Östrogen, um seinen Platz in unserem Körper einzunehmen. Gelingt dies, induziert es die Zellproliferation und erhöht die Expression von Genen, die von diesem Hormon reguliert werden.

Eine der wahrscheinlichen Auswirkungen ist das frühe Eintreten der Pubertät, die Gewichtszunahme der Gebärmutter und die Entwicklung der Drüsen bei jungen Frauen, bei Männern ist es möglich, die Samenqualität und die Veränderungen der Sexualhormone zu verringern.

Andererseits können schwangere Frauen, die Cadmium ausgesetzt sind, unter ihrem Geburtsgewicht Fehlgeburten und kontaminierte Feten erleiden. Es wurde auch gezeigt, dass Cadmium die Synthese von Leptin, einem Hormon, das die Organogenese und die fetale Entwicklung reguliert, verringert.
.
Zu wissen, dass Cadmium eines der am häufigsten verwendeten Metalle in der Industrie ist, sollte eine unserer Prioritäten sein, um Wege zu finden, sich selbst zu schützen. Dies wird jedoch später in diesem Buch erörtert.

# Kapitel 19. Nickel

Das Metall, das in unserer Liste der leistungsfähigen endokrinen Disruptoren folgt, ist Nickel, dessen festes Aussehen weiß-silber ist und aus dem Edelstahl, Münzen, Schmuck, Ventile und Wärmetauscher hergestellt werden.

Unser Kontakt mit Nickel ist sowohl direkt als auch indirekt, er gelangt über Nahrung und Wasser, aber auch über Küchenutensilien und Schmuck zu unserem Körper und obwohl der Körper ungefähr 20 große Mengen Metall über die Haut nicht aufnimmt % der Bevölkerung ist empfindlich und leidet unter Dermatitis, Rötung und Juckreiz.

**Nickel in Lebensmitteln**

Nickel wird aus natürlichen und anthropogenen Quellen in die Umwelt freigesetzt, beispielsweise durch Verbrennung von Kohle und Öl, Herstellung von Legierungen, Galvanisierung und Verbrennung von Abfällen.

Ein wichtiger Prozentsatz des Metalls wird von Pflanzen im Boden fixiert und durch die Aufnahme seiner Früchte in unseren Körper eingeschleust. In sauren Böden ist Nickelmetall noch beweglicher und sickert daher in die tiefen Schichten ein, bis es in das Grundwasser gelangt.

In einigen Ländern wie Indien, Gopi und Kumar haben verschiedene Studien gezeigt, dass die Hauptquelle der Nickelkontamination in Gewässern von Schiffsresten und deren Korrosionsschutzfarben herrührt. Im Mittelmeerraum kommt die Verschmutzung der Meeresgewässer und damit der Arten, die sie bewohnen, aus der Landwirtschaft, der Industrie und der Landentwicklung.

Sobald die Weichtiere und Fische Nickel in ihr Gewebe integrieren, gelangen sie zu uns, wenn sie es essen, und anscheinend erhöht der Kochprozess die Konzentration des Metalls aufgrund des Wasserverlusts.

Gelingt es einem Lebensmittel, unsere Küche zu erreichen, ohne mit Nickel verunreinigt zu sein, verliert es sehr wahrscheinlich seine Reinheit, wenn es mit den Küchenutensilien in Berührung kommt und sich Hitze aussetzt, da das Metall im Edelstahl und im Stein vorhanden ist und allmählich freigesetzt wird die Verwendung.

**Nickel und das endokrine System**

Das neuroendokrine System des Säugetierkörpers wird insbesondere durch Nickelsalze beeinflusst, die Veränderungen des Prolaktin- und Luteinisierungshormonspiegels hervorrufen, zwei Hormone, die an den weiblichen Fortpflanzungsfunktionen beteiligt sind.

In einer Studie, die an 356 russischen Arbeitnehmerinnen einer Nickelraffinerie durchgeführt wurde, wurde ein Anstieg der Rate von spontanen Abtreibungen (15,9%) beobachtet, verglichen mit der Rate von 342 einheimischen Frauen mit einem anderen Beruf (8,5%).

Andererseits wurde in Studien mit Ratten und Mäusen eine Hodendegeneration beobachtet, wenn die Tiere Nickelsulfat ausgesetzt wurden. Es ist auch bekannt, dass dieses Metall genotoxisch ist, was bedeutet, dass es einige genetische Anomalien erzeugt.

Wenn die Zelle eine Abnormalität aufweist und die Veränderungen nicht rückgängig machen kann, setzt sich der

Zellzyklus mit dem Fehler fort und dies kann zu einer unkontrollierten Proliferation, einer Veränderung der Zellapoptose und schließlich zur Entwicklung von Krebs führen.

Angesichts der Risiken, die sich aus der Exposition gegenüber Nickel ergeben, sollte es uns ein Anliegen sein, den Kontakt mit dem Metall und seinen giftigsten Formen zu vermeiden, da Inhalation und Aufnahme zwar nicht schnell über die Haut aufgenommen werden, aber in unseren Körper gelangen erhebliche Mengen.

# Kapitel 20. Quecksilber

Quecksilber ist eines der bekanntesten toxischen Metalle. Tatsächlich wurden in Spanien und anderen europäischen Ländern Präventionskampagnen durchgeführt, in denen schwangere Frauen aufgefordert werden, den Verzehr von Fisch, Schalentieren und Schalentieren während der Schwangerschaft zu vermeiden.

Quecksilber ist ein sehr giftiges Silberweißmetall, das einzige bei 0 ° C ist flüssig. Dieses chemische Element ist in keinem biologischen Prozess essentiell, es reichert sich jedoch in den meisten Lebewesen sehr leicht an.

In der Natur findet man Quecksilber in Form von Quecksilbersulfiden, Arsen, Eisen und Antimon, es kann aber auch mit anderen Mineralien wie Zink, Kupfer, Gold und Blei in Verbindung gebracht werden.

**Wie gelangt Quecksilber in unseren Körper?**

Der Quecksilbereintritt kann über die Atemwege, den Verdauungstrakt oder die Haut erfolgen, wobei der erste Weg einer der wirksamsten ist. Sowohl elementares als auch anorganisches Quecksilber und seine Derivate gelangen nach Inhalation mit einer Effizienz von 80% ins Blut, dh 80% der eingeatmeten Substanz gelangen in die Blutbahn.

Andererseits wird das anorganische Quecksilber des Gastrointestinaltrakts zu 0,01% absorbiert, da das Metall nicht mit anderen Biomolekülen wechselwirkt, während anorganische Quecksilberverbindungen je nach Löslichkeit zwischen 2 und 15% absorbiert werden. Organische Verbindungen durch Einnahme werden zu 95% absorbiert.

Der größte Quecksilberausstoß in die Umwelt stammt aus der Hüttenindustrie und aus dem Abwasser der Städte. Jedes Jahr werden ungefähr tausend Tonnen des Metalls aus den Abwassernetzen an die Erdoberfläche abgegeben.

Wirkung von Quecksilber im Körper

Quecksilber hat die Fähigkeit, die von Zellen synthetisierten Proteine, hauptsächlich aus Neuronen, auszufällen und hemmt die Sulfhydrylgruppen mehrerer essentieller Enzyme, verändert somit die Stoffwechsel- und Enzymsysteme, hemmt auch die Proteinsynthese in den Mitochondrien und blockiert deren Funktion energisch

Was die Auswirkungen auf Kinder angeht, so haben Wissenschaftler keine schlüssigen Beweise gefunden. In Spanien wurde das INMA-Projekt (Kinder und Umwelt) durchgeführt, bei dem die Quecksilberkonzentration von 1800 Neugeborenen aus Valencia, Sabadell, Asturien und Guipúzcoa analysiert wurde.

Die Werte bei Neugeborenen waren mit einer Rate von 24% höher als von der Weltgesundheitsorganisation empfohlen und 64% höher als von der US-amerikanischen Umweltschutzbehörde empfohlen.

Die Auswirkungen von Quecksilber bei Kindern können von kognitiven Problemen bis zur vorzeitigen Entbindung variieren. Es gibt keine festgelegte Toxizitätsgrenze für Quecksilber, sie wird allgemein zwischen 50 und 160 µg / Tag akzeptiert, aber angesichts des Ausmaßes dieses chemischen Elements ist es erforderlich, diesbezügliche Vorkehrungen zu treffen.

# Kapitel 21. Arsen

Der letzte endokrine Disruptor auf der Liste ist ein potentiell krebserregendes Metall mit mehreren kurz- und langfristigen Auswirkungen. Gegenwärtig haben verschiedene Gesundheitsorganisationen in der Industrie Grenzen gesetzt, um die Exposition gegenüber dem Stoff zu kontrollieren. Es ist jedoch schwierig, mit ihm umzugehen, sobald er sich in der Atmosphäre verbreitet hat.

Arsen ist ein natürliches Element in der Erdkruste, in der Luft, im Wasser und auf der Erde. Dieses Metall liegt in verschiedenen Oxidationsstufen vor und jede hat einen höheren oder niedrigeren Toxizitätsgrad.

Daher ist die Exposition gegenüber Arsen nicht schwierig, sondern hauptsächlich auf Wasser und die Aufnahme kontaminierter Produkte zurückzuführen. Die weltweit am stärksten kontaminierten Lebensmittel sind Fisch und Schalentiere, rotes und weißes Fleisch, Reis und Seetang.

**Wie kommt Arsen in Lebensmitteln vor?**

Da Arsen auf verschiedene Arten vorkommt, wird es auf unterschiedliche Weise mit Lebensmitteln und der Umwelt in Verbindung gebracht. Beispielsweise wird es in Trinkwasser in anorganischer Form als Arsenat und Arsenit, in Reis in anorganischer Form und in Algen gefunden marine wie Arsen-Zucker.

Einige Studien, die zur Messung der Effizienz des Metalls im Körper durchgeführt wurden, zeigten, dass das anorganische Arsen bei Nagetieren zu 95% absorbiert wird, also fast vollständig, bei Reispflanzen also zu 89% Wir konsumieren diese Lebensmittel, die wir uns deutlich aussetzen.

**Wie wirkt es sich auf den Körper aus?**

Arsen-Metall bewirkt mehrfache Veränderungen in zahlreichen molekularen, zellulären und enzymatischen Prozessen, induziert beispielsweise die Hemmung der DNA-Reparatur und verursacht damit Mutationen. Es aktiviert auch onkogene Pfade und verändert die Funktion der Mitochondrien.

Wenn Arsen an bestimmte Sulfhydrylgruppen wie Proteine bindet, beeinflusst Glutathion und Cystein die an der Zellatmung, der Glukoneogenese, der Glukoseaufnahme und dem Glutathionstoffwechsel beteiligten Enzyme.

Arsen erzeugt eine Resistenz gegen Apoptose, bei der es sich um den programmierten Zelltod handelt, der in den frühen Entwicklungsstadien durchgeführt wird, um unnötige Zellen zu eliminieren. Es wird auch angenommen, dass es für Aberrationen und Chromosomenanomalien verantwortlich ist.

Leider kommt Arsen in unseren Städten in großen Mengen vor, so dass in Ländern wie China, Indien, Mexiko, Thailand, den Vereinigten Staaten und Argentinien über chronische Trinkwasserexposition berichtet wurde. Schätzungen zufolge in Lateinamerika 4,5 Millionen von Menschen trinken permanent Wasser mit alarmierendem Gehalt an diesem Metall.

Mit diesem giftigen Metall, das auf unserem Planeten im Überfluss vorhanden ist, vervollständigen wir unsere Liste der häufigsten endokrinen Disruptoren in unserem Alltag und sind daher bereit, die Auswirkungen auf die Gesundheit und die von ihnen verursachten Hauptkrankheiten zu vertiefen.

# Teil III Auswirkungen auf die menschliche Gesundheit

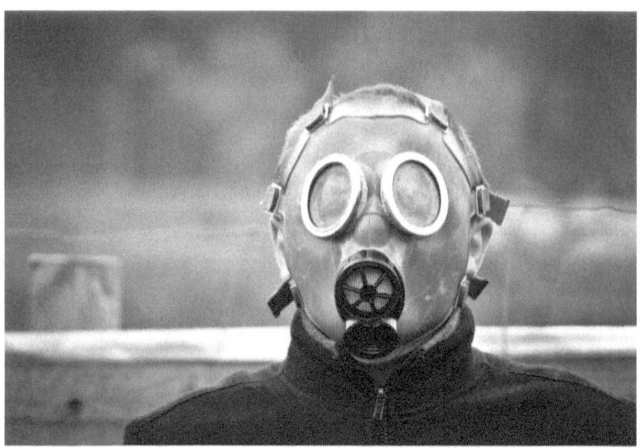

# Kapitel 22. Fettleibigkeit

In medizinischer Hinsicht ist Fettleibigkeit eine übermäßige und weit verbreitete Ansammlung von Fett im Körper. Es handelt sich um eine chronische Krankheit, die nicht nur das Erscheinungsbild der Person beeinflusst, sondern auch das Risiko von Herzkrankheiten, Diabetes und Blutdruck erhöht, sondern auch zu einem Komplikationsfaktor für andere Gesundheitszustände wie Arthritis wird.

Die Adipositasquote ist heute alarmierend. Schätzungen zufolge leiden ungefähr 22% der spanischen Erwachsenen und 17% der Kinder an klinisch festgestellter Adipositas, während rund 60% der Erwachsenen weltweit an Übergewicht oder Adipositas leiden.

Die Verteilung der adipösen Bevölkerung ist nicht einheitlich, aber wir können ein bestimmtes Muster erkennen. 50% sind in Industrieländern wie den Vereinigten Staaten, Mexiko, Deutschland, dem Vereinigten Königreich, Brasilien, Chile und der Türkei verteilt, dh die Industrieländer sind am stärksten betroffen.

**Warum ist Fettleibigkeit?**

Es ist üblich, Fettleibigkeit und Übergewicht anfangs mit Nahrung und schlechter körperlicher Aktivität in Verbindung zu bringen, aber in Wirklichkeit ist dies nur eine der vielen möglichen Ursachen.

Eine unausgewogene Ernährung, die die Aufnahme von Kalorien im Verhältnis zur körperlichen Aktivität übersteigt, erzeugt unvermeidlich im Körper die Umwandlung von Energie in Fettspeicher und daher kann man beim Menschen eine Gewichtszunahme feststellen, aber wenn a Patienten mit einem gesunden Lebensstil sollten andere Faktoren bewerten.

Einige medikamentöse Behandlungen, Stress, Schlafmangel oder der Versuch, mit dem Rauchen aufzuhören, erhöhen das Risiko von Fettleibigkeit erheblich, auch einige Stadien wie Wechseljahre und Wochenbett.
Bestimmte Krankheiten wie das Prader-Willi-Syndrom, das Cushing-Syndrom und hormonelle Probleme sind ebenfalls für die Gewichtszunahme der Person verantwortlich. Genetische Einflüsse können 60% des Risikos für Fettleibigkeit ausmachen.

**Obesogene**

Verschiedene Chemikalien, die wir in diesem Buch besprochen haben, verursachen Stoffwechseländerungen, die zu Gewichtszunahme führen, werden als Obesogene bezeichnet und haben die Eigenschaft, die Adipogenese und die Lipidakkumulation zu verändern.

Zigarettenrauch, Tributylzinn, Flammschutzmittel, Phthalate, Bisphenol, Parabene und Organochlorverbindungen sind Substanzen, die als obesogen eingestuft werden, und Experten sagen, dass sie im Körper auf drei verschiedene Arten wirken können:

**1.- Veränderung der Dynamik von Fettzellen:** Diese Substanzen können die Fettspeicherkapazität der Zellen oder deren Anzahl und damit die Kapazität des Körpers erhöhen.

**2.- Die Menge der verbrauchten Kalorien ändern:** Wenn die Substanz die Energiebilanz verändert, verringert sich die Menge der verbrauchten Kalorien und die Ansammlung von Fett wird begünstigt.

**3.- Veränderung des Hungergefühls:** Hunger und das Gefühl der Befriedigung werden durch Hormone reguliert und verursachen, sobald sie durch äußere Einflüsse aus dem Gleichgewicht gebracht werden, ständige Hungerzustände bei der Person, die sie zu übermäßigem Essen veranlasst.

**Wie vermeide ich Obesogene?**

Tributylzinn-, Phthalat-, Bisphenol- und Organochlorverbindungen sind sowohl in von uns kontrollierbaren Umgebungen als auch an Orten vorhanden, die unseren Händen entkommen, so dass eine Exposition in gewisser Weise unvermeidlich ist.

Unsere Aufmerksamkeit und unser Bemühen sollten sich auf die Minimierung unserer täglichen Exposition konzentrieren. Dies ist der Aspekt, mit dem wir umgehen können und der einen konstanten Expositionsfaktor darstellt. Folgende Maßnahmen müssen Sie ergreifen:

- **Vermeiden Sie Kunststoffe:** Bisphenol und Phthalate werden in die Herstellung von Kunststoffen eingearbeitet, sie sind jedoch nicht an den anderen Stoffen fixiert, sondern werden durch Hitze und Gebrauch freigesetzt und gelangen in die darin enthaltenen Lebensmittel und Flüssigkeiten, also eine Maßnahme Zum Schutz sollten Sie Glasbehälter verwenden und auf keinen Fall die Mikrowelle benutzen.

- **Kaufen Sie Produkte mit der Mindestmenge an Verpackung:** Fleisch, Obst und Gemüse, die in Plastik verpackt sind, sind ebenfalls einer Kontamination mit Obesogenen ausgesetzt. Sie können verlangen, dass der Kunststoff durch Papier ersetzt wird.

- **Überprüfen Sie die Herkunft der Lebensmittel:** Rufen Sie die Unternehmen an, deren Produkte Sie normalerweise kaufen, und fordern Sie sie auf, Informationen über die Herkunft der Lebensmittel zu geben, wenn sie über die Expositionsrisiken und die von ihnen angewandten Vorsichtsmaßnahmen informiert sind.

- **Minimiert die Verwendung von Cremes und kosmetischen Produkten:** Parabene sind in den meisten Cremes, Fixiermitteln und Make-ups enthalten. Reduzieren Sie die Verwendung daher nur auf das Notwendige. Eine weitere Alternative ist der Kauf von parabenfreien Produkten.

Die wichtigste Auswirkung von Fettleibigkeit ist, dass sie kurz- und langfristig andere Krankheiten wie Diabetes, Bluthochdruck, einige Krebsarten und Herzerkrankungen verstärkt und verschlimmert. Zusätzlich zur Beeinträchtigung des Selbstwertgefühls und des Lebensstils des Patienten.

# Kapitel 23. Metabolisches Syndrom

Das auch als Plurimetabolisches Syndrom oder Syndrom X bezeichnete Syndrom ist eine Gruppe von Erkrankungen, die gleichzeitig beim Patienten auftreten und die Wahrscheinlichkeit erhöhen, an Herzerkrankungen, Schlaganfall oder Typ-2-Diabetes zu erkranken.

Eine Person mit metabolischem Syndrom kann einen Anstieg des Blutdrucks, hohe Blutzuckerwerte, überschüssiges Körperfett (insbesondere um die Taille) und abnorme Cholesterin- oder Triglyceridspiegel erfahren.

Das Durchschnittsalter, in dem die Krankheit auftritt, liegt zwischen 45 und 60 Jahren. In 52,5% der Fälle sind die betroffenen Patienten Männer. Ebenso neigen Menschen mit einigen Pathologien eher dazu, das metabolische Syndrom zu entwickeln.

Herz-Kreislauf-Erkrankungen beispielsweise erhöhen das Gesamtrisiko um 32%, nur bei Männern um bis zu 45,2% und bei Frauen um bis zu 17%. Anscheinend besteht eines der Symptome darin, dass Sie sich möglicherweise dem Rest aussetzen, da Diabetes und Fettleibigkeit auch die Wahrscheinlichkeit der Entwicklung des metabolischen Syndroms erheblich erhöhen.

## Ursachen

Viele Gesundheitsexperten führen das metabolische Syndrom auf Übergewicht, Fettleibigkeit und Bewegungsmangel zurück, andere glauben stattdessen, dass die Insulinresistenz dafür verantwortlich ist.

Insulin ist ein Hormon, das in der Bauchspeicheldrüse gebildet wird und am Eintritt von Glukose in die Zellen zur Energieerzeugung beteiligt ist. Wenn eine Person eine Insulinresistenz hat, kann Glukose nicht leicht in die Zellmembran eindringen, sodass der Blutzuckerspiegel steigt und damit der Insulinspiegel steigt, um den Überschuss zu kontrollieren.

Mit anderen Worten, es entsteht ein Ungleichgewicht in den Stoffwechselwegen, über die der Organismus Energie gewinnt, speichert und verteilt.

**Das metabolische Syndrom und endokrine Disruptoren**

In einer in der Zeitschrift Environmental Science & Technology veröffentlichten Studie wurden 400 in Granada lebende Personen zehn Jahre lang überwacht, um festzustellen, ob die Exposition gegenüber Kontaminanten wie Organochlorverbindungen, Bisphenol A, Phthalaten und perfluorierten Verbindungen zu Veränderungen führt.

Die Ergebnisse umfangreicher Untersuchungen haben gezeigt, dass die Exposition gegenüber Organochlor-Pestiziden auch in relativ geringen Dosen über einen längeren Zeitraum das Risiko für ein metabolisches Syndrom und in geringerem Maße für technische Substanzen wie Bisphenol A, Phthalate und perfluorierte Verbindungen erhöht.

Die Grundlage der Forschung ist, dass diese Substanzen Störungen und Veränderungen im Energiehaushalt des Organismus hervorrufen, die hauptsächlich durch Signale aus dem endokrinen System gesteuert werden.

Der aufschlussreichste Teil der Forschung ist, dass vermutet wird, dass diese Störungen ihren Ursprung in der pränatalen

Entwicklung haben und in der postnatalen Entwicklung und im Erwachsenenalter stark beeinflusst werden können.

**Was können wir tun, um dies zu verhindern?**

In Spanien ist jedes zweite frische Gemüse mit mindestens einem Pestizid imprägniert, und eine Vielzahl von Früchten oder Gemüsen kann 3 bis 7 verschiedene Pestizide enthalten.

Tomaten sind beispielsweise die am stärksten kontaminierten Lebensmittel, da sie 37 verschiedene Pestizide enthalten, von denen 16 hormonelle Wirkungen haben. Eine der häufigsten Chemikalien in Lebensmitteln ist Chlorpyriform, das in 20 verschiedenen Lebensmitteln in ganz Spanien gefunden wurde, von Kartoffeln und Karotten bis hin zu Honig.

Da in diesem Fall Lebensmittel die Hauptquelle für endokrine Disruptoren zu sein scheinen und es unlogisch ist, sie aus unserem Leben zu streichen, besteht die erfolgreichste Alternative darin, sich für ökologische Optionen zu entscheiden, bei denen der Einsatz von Pestiziden praktisch nicht vorhanden ist.

Heute gibt es weltweit viele Unternehmen, die sich der Herstellung von natürlichen Lebensmitteln wie Obst, Gemüse und Getreide sowie speziellen Babynahrungsmitteln widmen, die sehr anfällig für Kontaminationen durch Nahrungsaufnahme sind.

Spanien dient als Referenz zum Nachweis der Lebensmittelkontamination, die eine globale Reichweite hat. Heutzutage ist es notwendig, die Herkunft des konsumierten Obsts und Gemüses zu überprüfen, da die traditionelle Industrie keine Alternativen außer chemischen Waffen gegen Schädlinge und Insekten hat.

# Kapitel 24. Typ 1 Diabetes

Typ-1-Diabetes (DMT1) ist eine chronische Erkrankung, deren Ausbruch üblicherweise in der Kindheit und Jugend auftritt. Sie ist durch eine permanente und fortschreitende Erhöhung des Blutzuckerspiegels, dh des Blutzuckerspiegels, gekennzeichnet, die von einer Zerstörung begleitet wird Autoimmune Beta (β) -Zellen der Langerhans-Inseln der Bauchspeicheldrüse, die für die Insulinproduktion verantwortlich sind.

DMT1 wird als Autoimmunkrankheit angesehen, und die Ursachen für sein Auftreten sind nicht eindeutig, aber seine Inzidenz weist weltweit ganz offensichtliche Unterschiede auf. Die Krankheit ist in den Regionen in den Tropen weniger häufig, in den gemäßigten Regionen jedoch ausgeprägter, da auf der nördlichen Hemisphäre mehr Patienten als im Süden betroffen sind. Ungefähr 1,25 Millionen amerikanische Kinder und Erwachsene leiden an Typ-1-Diabetes.

**Was macht es aus?**

Es ist nicht genau bekannt, warum Typ-1-Diabetes auftritt, er wird normalerweise der Genetik zugeschrieben, aber die Tatsache, dass die Gene des Diabetes vererbt werden, ist häufig keine wesentliche Voraussetzung für die Entwicklung der Krankheit.

Das Risiko, DMT1 zu entwickeln, steigt mit der genetischen Übertragung der HLA-DR3- und -DR4-Antigene, aber die Geschwister eines erkrankten Kindes haben nur eine 5-prozentige Chance, DMT1 zu entwickeln.

Wissenschaftler glauben, dass genetische Veranlagung in Kombination mit äußeren Einflüssen wie frühzeitiger Exposition gegenüber Kuhmilch, Stress, Viren und insbesondere Toxinen, die in derzeit verwendeten Pestiziden zu finden sind, einen größeren Einfluss hat.

**Pestizide und Typ-1-Diabetes**

Eine Gruppe von Wissenschaftlern aus Griechenland und dem Vereinigten Königreich hat festgestellt, dass der Verzehr von mit Pestiziden kontaminierten Lebensmitteln das Diabetes-Risiko um bis zu 61% erhöhen kann und 64% erreicht, wenn es sich nur um Typ-2-Diabetes handelt.

Um dies zu demonstrieren, wurden die Blut- und Urinergebnisse von 5.066 Patienten und 61.648 Kontrollfällen analysiert, was die Studie zu einem hervorragenden medizinischen Beweis dafür machte, wie Chemikalien die Entwicklung verschiedener Pathologien fördern können.

Andererseits hat eine auf dem Jahreskongress der Europäischen Vereinigung für Diabetesforschung (EASD) vorgestellte Studie gezeigt, dass die Exposition schwangerer Frauen gegenüber bestimmten verbreiteten Pestiziden die Wahrscheinlichkeit, an Schwangerschaftsdiabetes zu leiden, um das Vierfache erhöht.

Das Obst und Gemüse, das wir täglich verzehren, ist kontaminiert und obwohl es für unsere Gesundheit von wesentlicher Bedeutung ist, garantieren die gegenwärtigen Bedingungen nicht unser Wohlbefinden durch Nahrung. Deshalb werden wir die Alternativen erforschen, die wir haben, um uns richtig zu ernähren.

## Nur biologisch verzehren

Die einzige wirklich wirksame Lösung, um Pestizide in Lebensmitteln zu vermeiden, besteht darin, einfach substanzfreie Lebensmittel zu kaufen. Das Waschen von Obst, Gemüse und Gemüse mit Wasser aus dem Jet ist nicht so effektiv, wie wir es gerne hätten.
Pestizide sind so konzipiert und hergestellt, dass sie sich nicht leicht in Wasser auflösen. Andernfalls würden Bewässerungswasser und Regen die Effizienz des Stoffes beeinträchtigen und für die Industrie eine Geldverschwendung darstellen. Das Waschen von Lebensmitteln führt also nur zu Bakterien und Überreste der Erde.

Andere Alternativen, die vorgeschlagen werden, sind, die Schale der Früchte zu beseitigen, aber diese Option ist aus zwei Gründen nicht angebracht. Erstens speichert die Schale erhebliche Mengen an Nährstoffen und verbraucht sie nicht als Abfall, und zweitens durchdringen die giftigsten Substanzen das Pflanzengewebe vollständig.

Forscher an der Connecticut Agricultural Experimentation Station in den USA kamen nach der Analyse von 196 Proben von Salat, Tomaten und Erdbeeren zu dem Schluss, dass das Trocknen von Lebensmitteln mit einem Tuch effizienter ist, um Substanzen zu entfernen. Andere Experten sagen jedoch, die Lösung liege im Testen Mit Backpulver.

Ein Experiment an der Universität von Massachusetts umfasste das Besprühen von Äpfeln mit sehr durchdringenden Fungiziden und Insektiziden und das anschließende Waschen der Früchte nur mit Wasser mit einer in Wasser gelösten Lösung aus Bleichmittel und Bicarbonat. Indem die Äpfel zwei Minuten lang in gelöstem Bicarbonat getaucht blieben, wurden mehr Insektizide unterdrückt als in der Lauge oder im Wasser, und es war die effizienteste Methode, alle Arten von Abfällen, auch Schmutz, zu entfernen.

Diese Praktiken könnten eine ergänzende Maßnahme zur Behandlung der Lebensmittel sein, die wir zu Hause konsumieren, aber die Option zum Kauf von Bio-Lebensmitteln bleibt effizienter.

# Kapitel 25. Typ 2 Diabetes

Typ-2-Diabetes ist eine chronische Krankheit, die den Mechanismus beeinflusst, durch den der Körper Glukose, dh Zucker, metabolisiert. Im Organismus des betroffenen Patienten können zwei Dinge passieren, die erste ist eine Resistenz gegen die Wirkungen von Insulin und die zweite die unzureichende Produktion dieses Hormons.

Im Gegensatz zu Typ-1-Diabetes produziert der Körper Insulin, verwendet es jedoch nicht ordnungsgemäß, und diese Krankheit war zuvor mit dem Erwachsenenalter assoziiert. Im letzten Jahrzehnt gab es jedoch zahlreiche Fälle von Kindern mit der Pathologie, die auf die Zunahme von Fettleibigkeit und Bewegungsmangel zurückzuführen waren.

Die Weltgesundheitsorganisation (WHO) schätzt, dass heute etwa 442 Millionen Erwachsene an Diabetes leiden, das heißt einer von elf Menschen, und bis 2015 war Diabetes schätzungsweise die direkte Ursache von 1,6 Millionen Todesfälle

Diese in unserer Gesellschaft so häufige Krankheit ist auch eine der besorgniserregendsten, da sie bei vielen Betroffenen zu Erblindung, Schlaganfällen, Amputationen, Nierenversagen, Herzinfarkten, Zahnfleisch- und Zahnproblemen führt. Eine der größten Komplikationen von Diabetes besteht darin, dass er in den meisten Fällen diagnostiziert wird, wenn er sich über mehrere Jahre entwickelt hat und bereits irreversible Wirkungen beim Patienten aufgetreten sind.

## Mögliche Risiken für eine Mutter

Im vorigen Kapitel haben wir gesehen, dass die Exposition gegenüber Pestiziden die Wahrscheinlichkeit für die Entwicklung einer der beiden bestehenden Diabetesarten um 61% erhöht und dass sich diese Wahrscheinlichkeiten erhöhen, wenn es sich nur um Typ-2-Diabetes handelt. Daher widmen wir der Pflege verschiedene Indikationen von Lebensmitteln, aber Pestizide sind nicht allein verantwortlich für Diabetes.

Ángel Nadal von der Universität Miguel Hernández de Elche erklärt, dass jeder endokrine Disruptor, der im Blutplasma zirkuliert und Insulinresistenz hervorruft, als Risikofaktor für das metabolische Syndrom und den Typ-2-Diabetes angesehen werden kann. Pestizide und andere Disruptoren, die bereits in diesem Buch erwähnt wurden, stellen eine Bedrohung dar. In dieser umfangreichen Liste haben sich Wissenschaftler jedoch auf BPA oder Bisphenol-A konzentriert.

Das Bioengineering Research Institute der Universität Miguel Hernández in Elche entdeckte durch seine Studien, dass die Exposition gegenüber Bisphenol während der Schwangerschaft eine tiefgreifende Veränderung der Glukosetoleranz zur Folge hatte und die Insulinresistenz der Mutter verschlechterte.

Die Untersuchung wurde an weiblichen Mäusen durchgeführt und es wurde beobachtet, dass die auftretenden Stoffwechselveränderungen nach der Geburt minimiert waren, aber vier Monate später wieder aktiviert wurden und nach Erreichen von sechs Monaten eine deutliche Abnahme der Insulinsensitivität auftrat, Übergewicht und Glukoseintoleranz.

Es scheint, dass BPA die Insulinrezeptorwerte senkt, die Phosphorylierung von AKT hemmt und bestimmte Proteine verändert, was zu einer Resistenz gegen Insulinaktivität führt. Diese Tatsache gibt den Müttern ein weiteres Anliegen: Sie müssen ihre eigene Gesundheit während der Schwangerschaft gefährden. Daher ist eine der Vorsichtsmaßnahmen, die in dieser Lebensphase getroffen werden muss, die Exposition gegenüber Bisphenol A zu vermeiden

**Wie vermeide ich Bisphenol?**

Bisphenol ist in Plastikverpackungen, Spielzeugen, Behältern für alkoholfreie Getränke, Vorratsbehältern für Lebensmittel, Harzen und Dosen enthalten, die Bestandteile unseres täglichen Gebrauchs sind.

Eine schwangere Mutter sollte den Kontakt mit Kunststoffen und Konserven vermeiden oder so gering wie möglich halten. Denken Sie daran, dass der Hauptkontaminationsweg über die Einnahme erfolgt.

Das Ersetzen von Glas durch Plastik und der Kauf von frischen Lebensmitteln anstelle von verpackten oder eingemachten Lebensmitteln ist eine einfache Maßnahme, die von Müttern und im Allgemeinen von jedermann ergriffen werden kann, um das Eindringen der Substanz in den Körper zu verhindern. Mit kleinen Änderungen können wir unsere Exposition gegenüber gefährlichen Chemikalien in der Umgebung, die wir kontrollieren können, begrenzen.

# Kapitel 26. Hypothyreose

Hypothyreose, auch als Schilddrüsenunterfunktion bezeichnet, ist eine Stoffwechselstörung, bei der die Schilddrüse bestimmte wichtige Hormone nicht ausreichend produziert, z. B. solche, die mit der Kalorienverbrennungsrate, der Körpertemperatur oder dem schnellen Herzschlag zusammenhängen. Herz

Die Krankheit zeigt im Frühstadium keine akuten Symptome, sondern löst schließlich Adipositas, Unfruchtbarkeit, Gelenkschmerzen und bestimmte Herzkrankheiten aus. In der Schwangerschaft kann es für das Baby in der Ausbildung besonders gefährlich sein.

Weltweit leiden rund 700 Millionen Menschen an einer Schilddrüsenerkrankung, was 10% der Bevölkerung entspricht, oder was auch immer heißt, dass mindestens drei von zehn Menschen ein gesundheitliches Problem haben, das mit der Schilddrüsenerkrankung in Verbindung gebracht wird Schilddrüse

**Was verursacht eine Schilddrüsenunterfunktion?**

Diese Störung kann das Ergebnis einer Autoimmunerkrankung, einer Strahlentherapie und bestimmter Medikamente sein, sie kann jedoch auch durch Behandlungen der Schilddrüsenüberfunktion (Hyperthyreose) hervorgerufen werden.

Bei einigen Neugeborenen kann die Schilddrüse eine geringe Aktivität aufweisen oder ohne diese Aktivität zur Welt kommen. In diesem Fall wird davon ausgegangen, dass sie die Störung geerbt hat. Während der Schwangerschaft können einige Frauen die Krankheit sowohl vorher als auch nachher entwickeln, da hormonelle Veränderungen Antikörper erzeugen, die ihre eigene Schilddrüse bei einer Autoimmunreaktion angreifen.

Eine Störung der Hypophyse kann auch eine Schilddrüsenunterfunktion hervorrufen. Diese Ursache ist jedoch seltener und besteht in der geringen Produktion von Thyrotropin (TSH), einem die Schilddrüse stimulierenden Hormon.

Natürlich spielen endokrine Disruptoren eine wichtige Rolle bei der Schilddrüsenaktivität. Als nächstes werden wir ihren Wirkungsmechanismus kennen und wissen, welche chemischen Substanzen dafür verantwortlich sind.

**Die Rolle von Schilddrüsenstörern**

Der Mechanismus, durch den Substanzen wie PCBs (polychlorierte Biphenyle) die Schilddrüse beeinflussen, ist sehr einfach zu verstehen. Sie wirken im Grunde genommen als Antagonisten, die Hormonrezeptoren blockieren, und damit ihre metabolische und therapeutische Wirkung, die auch die Gehirnzellen beeinflusst.

Polychlorbiphenyle sind seit langem verboten, aber der chemische Wirkstoff setzt sich in der Atmosphäre fort und verschmutzt die Gewässer und die dort lebenden Arten, wie es in der französischen Bretagne der Fall ist, wo sich Fische mit einem erheblichen Anteil an Fettgewebe leicht lagern die Substanz

Pestizide spielen auch eine wichtige Rolle, wie eine in Kolumbien in Südamerika durchgeführte Studie belegt, in der der Zusammenhang zwischen Hypothyreose und dem Gehalt an Organochlor-Pestiziden im Blut nachgewiesen werden sollte. Dafür untersuchten sie 819 Personen mit Wohnsitz in Kolumbien ein ländliches Gebiet, von dem 58,7% Männer und 41,3% Frauen waren.

In ihren Ergebnissen stellten sie fest, dass die Prävalenz von offener Hypothyreose 1,2% und von subklinischer Hypothyreose 6,7% betrug, wobei der erste Prozentsatz bei Menschen über 60 Jahren, jedoch ohne nennenswerte geschlechtsspezifische Unterscheidung, vorherrschte.

Es gibt viele Hinweise, die belegen, wie stark unsere Körperchemikalien im Fall von PCBs und bestimmten Organochlor-Pestiziden einen der wichtigsten hormonellen Regulatoren direkt beeinflussen können. Daher müssen dringend vorbeugende Maßnahmen ergriffen werden.

**Wie ist gegen PCB vorzugehen?**

Polychlorbiphenyle sind in dielektrischen Flüssigkeiten, Wärmetauschern und Kondensatoren, Metallschnitzereien und Turbinenschmiermitteln enthalten. Damit es zu einer Kontamination mit dem Stoff kommt, müssen einige der vorgenannten Geräte beschädigt werden und mit dem Boden und Regenwasser in Berührung kommen, wodurch Lebensmittel und Trinkwasser erreicht werden.

Die erste vorbeugende Maßnahme, die in Betracht gezogen werden muss, ist der Schutz der Geräte und Vorrichtungen, falls Sie damit arbeiten oder sich in der Nähe Ihres Hauses befinden. Im Falle eines Unfalls sollte der betroffene Bereich behandelt und vermieden werden.

Von zu Hause aus können wir den Verzehr von Fisch und Lebensmitteln tierischen Ursprungs reduzieren, wenn wir uns bewusst sind, dass in unserer Region das Risiko einer Kontamination mit PCB hoch ist, da der Stoff ohne Heilmittel in tierischen Geweben gelagert wird.

Wenn Sie in einer ländlichen Gegend leben oder häufig dort sind, schützen Sie Ihre Haut vor Schlamm, Sedimenten, Flüssen und Bächen, die durch die Haut kontaminiert und absorbiert werden können. Wenn sie mit einer alten Pumpe Wasser aus einem Brunnen ziehen, überprüfen Sie das Gerät und prüfen Sie, ob es Öl mit PCBs enthält. Wenn ja, sollten Sie es austauschen.

Fernsehgeräte und Kühlschränke, die vor 1980 hergestellt wurden, sowie Reaktanzen von Leuchtstoffröhren enthalten polychloriertes Biphenyl in den Kondensatoren und erfordern zur Entsorgung ein spezielles Verfahren, bei dem der Stoff abgezogen wird. Es kann nicht zu Hause gemacht werden.

Mit ausreichenden Vorkehrungen können wir uns vor dieser Substanz schützen, wir dürfen nur auf unseren Kontakt mit antiken Artefakten und den Orten achten, die wir häufig benutzen.

# Kapitel 27. Schilddrüsenkrebs

Schilddrüsenkrebs ist eine Krebsart, deren Ursprungsort die Schilddrüse ist. Diese Drüse befindet sich im vorderen Teil des Halses direkt unter Adams Apfel, ist jedoch normalerweise weder sichtbar noch fühlbar.

Krebs entsteht, unabhängig von seiner Lokalisierung, wenn die Zellen außer Kontrolle geraten und Schilddrüsenkrebs keine Ausnahme darstellt. Er wird durch ein verstärktes Zellwachstum aller Arten von Zellen verursacht, aus denen die Drüse besteht. Abhängig von der Zelle ist die Art der Erkrankung, die sich entwickelt, und damit die Behandlung, die der Patient benötigt.

Eine Schilddrüse kann verschiedene Arten von Wucherungen und Tumoren entwickeln, einige sind gutartig, andere leider nicht und können sich auf nahegelegene Gewebe und andere Körperteile ausbreiten.

Für dieses Jahr 2019 schätzt die American Cancer Society 52.070 neue Fälle von Schilddrüsenkrebs, bei denen es sich um 14.260 männliche Patienten, 37.810 Frauen und 2% um Kinder und Jugendliche handeln wird. Andererseits wird davon ausgegangen, dass 2.170 Menschen an der Krankheit sterben werden.

Die Sterblichkeitsrate von Schilddrüsenkrebs ist im Vergleich zu anderen Krebsarten niedrig, hat aber in den letzten Jahren einen signifikanten Anstieg erfahren.

## Ursachen der Krankheit

Die Entstehung von Krebs wird auf viele Ursachen zurückgeführt, zum Beispiel auf die Exposition gegenüber bestimmten Chemikalien, ungesunde Gewohnheiten und genetische Belastungen. Letzteres ist der von Wissenschaftlern auf der ganzen Welt am meisten eingeschränkte Grund.

Gene enthalten sehr genaue Anweisungen, um zu kontrollieren, wann Zellen wachsen, sich teilen und absterben. Aus verschiedenen Gründen können Gene jedoch unkontrolliertes Zellwachstum und -teilung codieren oder diese Zellen länger leben lassen, als dies in einem normalen Prozess der Fall sein sollte. Diese Gene sind als "Onkogene" bekannt.

Krebs jeder Art kann durch Veränderungen in der DNA verursacht werden, die diese „Onkogene“aktivieren, oder durch die Deaktivierung der Gene, die für die Unterdrückung von Fehlern verantwortlich sind.

## Disruptoren und Schilddrüse

Es ist bekannt, dass endokrine Disruptoren die Schilddrüsenfunktion auf verschiedene Weise ernsthaft beeinträchtigen. Eine seiner Wirkungen ist die Erzeugung von Änderungen der Schilddrüsenhormonkonzentrationen, aber es kann auch den peripheren Metabolismus dieser Hormone und die Rezeptorsignalisierung modifizieren.

Trotz dieses Wissens mangelt es immer noch an Informationen und Nachweisen darüber, wie endokrine Disruptoren die Schilddrüse in sehr geringen Konzentrationen beeinflussen können, wie sie uns täglich durch Nahrung,

Wasser und Luft ausgesetzt sind. Einige Wissenschaftler erklären, dass die Disruptoren Krebs verursachen, weil sie die normale Homöostase des endokrinen Systems verändern und dies zu einem Ungleichgewicht in der Menge von Östrogen, Gestagen, Androgen und Schilddrüsenhormonen führt. Andere glauben, dass diese Chemikalien als Tumorpromotoren wirken.

Heutzutage werden die endokrinen Disruptoren untersucht, die den größten Einfluss auf die Entwicklung von Schilddrüsenkrebs haben. Halogenorganische Verbindungen, die in einigen Pestiziden enthalten sind, werden jedoch seit mehr als einem Jahrzehnt vermutet.

Halogenierte Substanzen sind für Veränderungen der Schilddrüsenfunktion von Vögeln, Fischen und Schildkröten sowie für Störungen ihres Immunsystems verantwortlich. Dies ist ein wichtiger Start für zukünftige Studien zur Pathologie.

## Kapitel 28. Brustkrebs

Brustkrebs ist eine Krebsart, die sich in Brustgewebezellen bildet. Es kann sowohl bei Frauen als auch bei Männern auftreten, obwohl bei letzteren die Brüste nicht entwickelt sind und keine Rolle bei der Fortpflanzung spielen.

Dank der zahlreichen durchgeführten Untersuchungen und der weltweiten Sensibilisierungskampagnen ist die Krankheitsüberlebensrate höher, und heute gibt es Früherkennungsmechanismen und spezialisierte Behandlungen.

Ärzte und Wissenschaftler schätzen, dass zwischen 5% und 10% der Brustkrebsfälle auf vererbte genetische Mutationen zurückzuführen sind. Allein in diesem Jahr werden in den USA schätzungsweise 271.270 Menschen diagnostiziert, davon 268.600 Frauen und Frauen 2.670 Männer

Die Überlebensrate von Frauen bei metastasiertem Brustkrebs wird mit 27% nach 5 Jahren prognostiziert, das heißt, 27 von 100 Menschen überleben mehr als diesmal, bei Männern ist die Rate etwas niedriger und erreicht 25%.

### Was verursacht Brustkrebs?

Die Krankheit entwickelt sich, wenn eine Gruppe von Brustzellen wächst, sich abnormal teilt und sich zu einem Klumpen oder einer Masse ansammelt. Brustkrebs beginnt normalerweise in den Zellen der Gänge, die Muttermilch produzieren, oder im Drüsengewebe, das als Lappen bezeichnet wird.
Mehrere Studien zeigen, dass es einen Zusammenhang zwischen Pathologie und Hormonen, Lebensstil und Umwelt

gibt. Eine Ursache ist jedoch nicht genau bekannt, oder warum einige Frauen, die anscheinend keinen Risikofaktor haben, geduldig werden Onkologisch

Das große Risiko für Brustkrebs besteht darin, dass sich Zellen im gesamten Brustgewebe auf die sehr nahen Lymphknoten und von dort auf andere Körperteile ausbreiten können.

## Disruptoren und die Krankheit

Obwohl die genauen Ursachen für die Entwicklung der Pathologie nicht bekannt sind, gibt es Hinweise darauf, dass einige endokrine Disruptoren wie Dichlordiphenyltrichlorethan (DDT) und Dioxine eine gewisse Verantwortung tragen.

Das Journal of the National Cancer Institute veröffentlichte eine Studie, in der diese Beziehung durch die Untersuchung exponierter Mädchen vor dem 14. Lebensjahr entdeckt wurde, die ein höheres Krebsrisiko zwischen dem 50. und 54. Lebensjahr hatten, dh in der prämenopausalen Phase.

Bei Versuchstieren wurde beobachtet, dass insbesondere Bisphenol A und Dioxine die Brustkrebs fördernden Substanzen sind. Wir kennen bereits die Maßnahmen zur Vermeidung und Minimierung von Bisphenol, jetzt sind Dioxine an der Reihe.

## Wie werden Dioxine kontrolliert?

Die Kontrolle von Dioxinen ist für uns sehr schwierig, da sie aus der industriellen Verbrennung und Altölen mit PCB stammen, zwei Prozessen, die von privaten Unternehmen oder staatlichen Stellen reguliert werden.

Es gibt sowohl nationale als auch internationale Richtlinien für die Verwaltung des Stoffes und es ist die Pflicht eines jeden Landes, seine Einhaltung zu gewährleisten. Das Einzige, was wir für uns tun können, ist, für die Lebensmittel zu sorgen, die eine Form des Einkommens darstellen.

Dioxine gelangen in die Umwelt und in die Lebensmittelkette, wo wir Verbraucher sind. Daher müssen wir uns um die Aufnahme von fetthaltigen Lebensmitteln, Milchprodukten und Gemüse kümmern, wenn wir uns bewusst sind, dass Dioxine in unserer Region eine Bedrohung darstellen.

# Kapitel 29. Syndrom der polyzystischen Eierstöcke

Das polyzystische Ovarialsyndrom, das Akronym SOP, ist eine Erkrankung, die bei Frauen mit einem sehr hohen Hormonspiegel namens Androgen auftritt. Sowohl Männer als auch Frauen besitzen natürlich Androgen, aber die Tendenz beim männlichen Geschlecht ist, ein hohes Niveau beizubehalten, wenn dies bei einer Frau auftritt, treten einige Komplikationen auf.

Menstruationsstörungen, vermehrte Gesichtsbehaarung, das Auftreten von Akne und Unfruchtbarkeit sind einige Symptome von PCOS sowie das Wachstum von Ovarialzysten, die sich jedoch nur durch medizinische Eingriffe bemerkbar machen.

Eine von zehn Frauen im gebärfähigen Alter leidet an einem Syndrom der polyzystischen Eierstöcke, dh 10% der weiblichen Bevölkerung im Alter zwischen 15 und 44 Jahren. 10% der unfruchtbaren Patienten haben follikuläre Zysten in ihren Eierstöcken.

**Warum entwickelt sich PCOS?**

In der Regel hat ein Patient mit PCOS einen direkten Verwandten, der ebenfalls darunter leidet. Daher ist die genetische Veranlagung für die Störung nicht zu leugnen, aber es gibt nicht genügend Beweise, um zu belegen, dass dies die einzige Ursache ist.

Das polyzystische Ovarialsyndrom wird bei Frauen diagnostiziert, deren Alter zwischen 20 und 30 Jahren liegt. Es kann jedoch auch bei Mädchen und Jugendlichen auftreten, jedenfalls ist es das Ergebnis eines hormonellen Ungleichgewichts.

Wenn der Androgenspiegel zu Östrogen ansteigt und Progesteron abfällt, sind diese Hormone an der Reifung und Freisetzung der Eizellen während des Eisprungs beteiligt. Wenn PCOS leidet, werden reife Eizellen nicht freigesetzt und verbleiben stattdessen in den mit Flüssigkeit bedeckten Eierstöcken. Aus diesem Grund werden Zysten und Ausbuchtungen in den Eierstöcken erzeugt.

Eine frühzeitige Diagnose und Einhaltung der Behandlungsrichtlinien normalisieren die Symptome der Störung und verhindern Komplikationen wie Typ-2-Diabetes und Herzerkrankungen, die eng miteinander verbunden sind.

**Wie beeinflussen Disruptoren PCOS?**

Nach verschiedenen Studien sind endokrine Disruptoren und insbesondere Bisphenol A bei Jugendlichen und erwachsenen Frauen mit PCOS im Vergleich zu gesunden Frauen in hohen Konzentrationen vorhanden. Es wurde auch eine höhere Inzidenz von Hyperandrogenämie festgestellt, was den Zusammenhang der Wirkungen auf das endokrine System durch die Substanz deutlich zeigt.

Die Wissenschaftler folgern daraus, dass eine ständige Exposition gegenüber endokrinen Disruptoren wie Bisphenol die neuroendokrine, reproduktive und metabolische Regulation dauerhaft verändert und somit die Entwicklung von PCOS bei Frauen mit einer genetischen Veranlagung begünstigt oder die Symptome bei diesen Frauen beschleunigen und verschlimmern kann Sie leiden bereits.

Bisphenol A ist aufgrund seiner Anwesenheit in Kunststoff und der ständigen Verwendung dieses Materials eines der größten Probleme mit dem Hormonhaushalt. Eine der größten Sorgen ist, dass neuere Tierstudien zeigen, dass die Fortpflanzungsfunktion durch Exposition in der Perinatalperiode drastisch verändert werden kann.

Wenn das polyzystische Ovarialsyndrom auf eine Störung der Hormone zurückzuführen ist, die an der Fortpflanzung beteiligt sind, und endokrine Störungen genau das hormonelle Zentrum unseres Körpers beeinflussen, ist es nicht verwunderlich, dass 30% der klinisch übergewichtigen Menschen und 10% davon Patienten mit Diabetes haben die Störung in einem bestimmten Stadium ihres Lebens.

Hier zeigen wir noch einmal, wie wichtig es ist, den Kontakt mit Kunststoff in unserem täglichen Leben zu reduzieren. Dies ist eine Maßnahme, die wir bereits in anderen Kapiteln erwähnt haben. Angesichts der Konsequenzen von Bisphenol und anderen Disruptoren ist es jedoch mehr als zweckmäßig, sich daran zu erinnern.

# Kapitel 30. Frühes Ovarialversagen

Das frühe Ovarialversagen, auch als vorzeitiges Ovarialversagen (FOP) bezeichnet, ist ein Verlust der normalen Ovarialfunktion vor Erreichen des 40. Lebensjahres. Es ist durch einen Mangel an Östrogen, Amenorrhoe und weiblicher Unfruchtbarkeit gekennzeichnet.

Frühe Ovarialinsuffizienz ist nicht dasselbe wie vorzeitige Menopause, obwohl sie oft verwirrt ist, in den ersten Frauen haben unregelmäßige oder gelegentliche Menstruationsperioden seit Jahren und es besteht die Möglichkeit einer Schwangerschaft, wenn eine ordnungsgemäße Behandlung durchgeführt wird, führt vorzeitige Menopause am Ende der Fortpflanzungsaktivität und damit völliges Verschwinden der Menstruation.

Statistisch gesehen leidet eine von 100 Frauen unter 40 Jahren an einem vorzeitigen Ovarialversagen und nur eine von zehntausend Frauen in den Zwanzigern. Normalerweise verhindert die Unterstützung des Patienten bei der Wiederherstellung des Östrogenspiegels Komplikationen wie Osteoporose, die auftreten, wenn der Körper einen niedrigen Östrogenspiegel beibehält.

## Was verursacht diese Störung?

Die Ursache des frühen Ovarialversagens ist in 90% der diagnostizierten Fälle unbekannt. Medizinische Fortschritte zeigen, dass sich FOP entwickelt, wenn zwei Arten von Problemen in den Ovarialfollikeln auftreten. Dies ist die Stelle, an der sich die Ovula entwickeln.

Es kann vorkommen, dass die Follikel früher als normal aufhören zu arbeiten oder nicht gut funktionieren und die Entwicklung der Eizelle verhindern. Bestimmte genetische Erkrankungen, einige Stoffwechselstörungen und Behandlungen wie Chemotherapie können für diese beiden Zustände im Eierstock verantwortlich sein.

In den letzten Jahren wurde die Wirkung einiger toxischer Substanzen wie Zigarettenrauch und Pestizide untersucht, da ein Zusammenhang zwischen ihrer Auswirkung auf die Gesundheit und dem Auftreten von FOP zu bestehen scheint.

**Wie beeinflussen endokrine Disruptoren?**

Bestimmte Metalle wie Cadmium und Nickel, Lösungsmittel und Pestizide können die Funktion der Eierstöcke beeinträchtigen, indem sie eine hormonelle oder autoimmune Störung auslösen oder die Zellproliferation und beschleunigte Apoptose auslösen.

Wissenschaftler glauben, dass die Wirkung der Disruptoren durch Östrogenrezeptoren und aromatische Kohlenwasserstoffrezeptoren erfolgt, was zu drei verschiedenen Wirkmechanismen führt.

Erstens kann während des Eizellenwachstums eine follikuläre Atresie (Abnahme) aufgrund eines Anstiegs des oxidativen Stresses und der Apoptose erzeugt werden. Sie könnten auch die Signalwege verändern, die die Follikulogenese beeinflussen, und schließlich gibt es die Möglichkeit von Modifikationen in der DNA, die die Eierstockfunktion verändern.

Die Follikulogenese beginnt in der fetalen Entwicklung, und es wird angenommen, dass die Exposition gegenüber der

Umwelt und der Lebensstil der Eltern diese Art von Problemen auslösen können. Es wird jedoch weiterhin nach Beweisen gesucht, um die transgenerationale Vererbung von FOP aufgrund von Kontamination zu bestätigen Umwelt.

**Wie vermeide ich Schwermetalle?**

Metalle wie Nickel und Cadmium finden sich in Lebensmitteln, aber auch in den von uns verwendeten Utensilien. So setzen beispielsweise Töpfe aus rostfreiem Stahl kleine Partikel des Stoffes frei, wenn er verwendet und Wärme ausgesetzt wird Unsere Präventionsmaßnahme muss sich darauf konzentrieren, ihre Verwendung einzuschränken und andere Alternativen für die Zubereitung von Lebensmitteln zu finden.

Das Vermeiden von Zigaretten und Passivrauchen ist ein weiterer wirksamer Weg, um zu vermeiden, dass wir Cadmium und Nickel ausgesetzt werden, da Tabakpflanzen den Stoff aus der Erde aufnehmen, zur Zigarette gelangen und beim Verbrennungsprozess in die Atmosphäre gelangen.

Das Reduzieren und vollständige Eliminieren des Kontakts mit Schwermetallen während der Schwangerschaft kann schwere Krankheiten beim Baby verhindern. Daher müssen wir auf Obst, Gemüse und Fisch achten, die die häufigsten Metallquellen in der Ernährung sind.

## Kapitel 31. Eierstockkrebs

Eierstockkrebs oder Eierstockkrebs ist eine Krebsart, die aus den Eierstöcken stammt. Das Fortpflanzungssystem einer Frau hat zwei Eierstöcke, einen auf jeder Seite der Eileiter und ist für die Produktion von Eiern und Hormonen wie Östrogen und Progesteron verantwortlich.

Wenn die Zellen in dieser Körperregion außer Kontrolle zu wachsen beginnen, entsteht die Krankheit, die in einem frühen Stadium nicht sehr einfach zu erkennen ist, tatsächlich wird nur in 20% der Fälle ein Nachweis in den frühen Stadien und bei Patienten durchgeführt häufiger sind ältere Frauen, das heißt Frauen über sechzig.

Diese Krankheit ist die zweithäufigste in der Gynäkologie, und die American Cancer Society schätzt, dass es in den USA bis 2019 etwa 22.530 neue Diagnosen und etwa 13.980 Todesfälle geben wird.

Das Risiko, dass eine Frau an der Krankheit leidet, liegt bei 78%. Dies bedeutet, dass jede 78 betroffene Frau betroffen ist und ihre Sterbewahrscheinlichkeit eins zu einhundertacht ist, unabhängig von gutartigen Ovarialtumoren, die kein Risiko darstellen.

Dank des medizinischen und wissenschaftlichen Fortschritts der Überlebenschancen von Eierstockkrebs liegt die Überlebensrate innerhalb von fünf Jahren bei 44%, unabhängig von Alter, Stadium oder histologischem Typ. Das Überleben ist bei Keimzelltumoren und Karzinomen viel höher, liegt nahe bei 90% und ist bei Jugendlichen und jungen Menschen diagnostizierter.

## Welche Störer sind verantwortlich?

Viele endokrine Disruptoren auf der Liste gelten als potenziell gefährlich, da sie Tumorpromotoren sind oder das Zellverhalten verändern. Einige Körperteile scheinen jedoch anfälliger für eine Exposition gegenüber dem Stoff zu sein als andere.

Pestizide wie Weichmacher wie Bisphenol A, Phthalate, Dioxine, polychlorierte Biphenyle und polyzyklische aromatische Kohlenwasserstoffe sind mit Eierstockkrebs assoziiert, da sie die Synthese und den Metabolismus von Sexualhormonen für Eierstocksteroid verändern können und dies erzeugt wichtige Ungleichgewichte.

## Was ist sein Wirkungsmechanismus?

Endokrine Disruptoren wirken als östrogen oder androgen, aber unabhängig von ihrem Verhalten können beide endokrine Veränderungen in den Eierstöcken verursachen, indem sie an Östrogen- (RE) oder Androgen- (RA) -Rezeptoren binden und die Wirkung endogener Steroidhormone beeinträchtigen.

Ein Disruptor wirkt nicht auf eine einzige Weise, sondern hat tatsächlich mehrere Alternativen, z. B. die Veränderung der Expression oder der enzymatischen Aktivität, die für die Synthese oder den Abbau von Sexualsteroiden erforderlich sind, oder die Veränderung der Expression von Hormonrezeptoren und ihrer Fähigkeit, sich an sie zu binden Liganden

In einer „in vitro"-Studie mit Ovarialkarzinomzellen wurde entdeckt, dass Xenoöstrogen 1 Bisphenol A, das eine ähnliche chemische Struktur wie 17β-Östradiol (E2) aufweist und natürlich im weiblichen Körper vorhanden ist, eine östrogene

Wirkung auf die Die Induktion von Apoptose-, Zellzyklus- und Krebsgenen hat auch gezeigt, dass eine hohe Expression von ER-α-Rezeptoren im Vergleich zu normalem Gewebe die Wahrscheinlichkeit der Erkrankung erhöht.

Die weibliche Gesundheit scheint aufgrund ihrer kreativen Fähigkeit zum Leben und ihrer endokrinen Abhängigkeit anfälliger für die Wirkung von endokrinen Disruptoren zu sein, da wir bereits vier verschiedene Pathologien gesehen haben, die für diese Gattung spezifisch sind, und es gibt noch einige weitere. Dies ist einer der Hauptgründe, aus denen wir dieses Buch verfasst haben: Die Dringlichkeit, Maßnahmen für Gesundheit und Wohlbefinden zu ergreifen.

## Kapitel 32. Weibliche Unfruchtbarkeit

Unfruchtbarkeit oder weibliche Unfruchtbarkeit ist die Schwierigkeit, eine Schwangerschaft zu erreichen oder aufrechtzuerhalten. Dieser Zustand hat in den letzten Jahren zugenommen und kann auf mehrere Faktoren zurückzuführen sein.

Menstruationsstörungen wie Anovulation, Endometriose, Anomalien der Eileiter oder der Gebärmutter, Probleme mit dem Gebärmutterhalsschleim, schwerwiegende Krankheiten, Alter, Gewicht und Stress sind die Hauptursachen für diesen Zustand bei einer Frau, aber es gibt auch Patienten, die eine Unfruchtbarkeit aufweisen unerklärlich und andere, deren Problem durch die Exposition gegenüber endokrinen Disruptoren verursacht wird.

In medizinischer Hinsicht gilt ein Paar als steril, wenn es erfolglos versucht, ein Baby für einen Zeitraum von einem Jahr oder länger zu empfangen. Es wird geschätzt, dass weltweit zwischen 10 und 18% der Paare Probleme haben, eine erfolgreiche Entbindung zu erreichen, dies ist jedoch nicht immer auf weibliche Probleme zurückzuführen.

Ungefähr ein Drittel der Zeit, in der Unfruchtbarkeit bei einem Paar auftritt, ist auf weibliche Aspekte zurückzuführen, ein Drittel auf männliche Faktoren und ein weiteres Drittel auf eine Kombination gemeinsamer Faktoren zwischen beiden oder unbestimmten Ursachen, so dass in den letzten Jahren assistierte Reproduktionsbehandlungen durchgeführt wurden erhöht

Allein in Spanien gibt es ungefähr 50.000 In-vitro-Fertilisationsbehandlungen und fast 30.000 künstliche Befruchtungen pro Jahr. Es ist ein starker Beweis dafür, dass sich etwas auf die reproduktive Gesundheit unserer Gesellschaft auswirkt, sowie auf die Tatsache, dass 3% der spanischen Babys nach Angaben des Ärztlichen Direktors der IVI-Gruppe, Antonio Requena, mit assistierten Reproduktionstechniken geboren werden.

## Endokrine Disruptoren und weibliche Unfruchtbarkeit

Die Auswirkungen eines Disruptors auf die weibliche Fertilität sind sehr unterschiedlich, da nicht alle Substanzen gleich wirken und nicht die direkte Ursache sind, sondern Unfruchtbarkeit eine Folge ihrer Wirkung auf das Fortpflanzungssystem und das endokrine System, wie z Wir zeigen in den folgenden Absätzen.

**Bisphenol A**: Dieser Disruptor, der in Dosen, Kunststoffen und Flaschen enthalten ist, vermindert die Qualität der Eierstockreserve, beeinträchtigt die Embryonalimplantation und die Entwicklung des Fötus.

**Triclosan**: Dieses antiseptische Produkt verringert die Qualität der Eizelle, die die unreife Form einer Eizelle darstellt, erheblich und verringert damit die Möglichkeit einer Empfängnis.

**PFC oder perfluoriert**: Sie werden in der Regel als wasserfest und antihaftend eingesetzt und senken die Schwangerschaftsrate erheblich und erhöhen das Risiko einer Fehlgeburt.

**Pestizide**: Pestizide erhöhen die Zahl der Schwangerschaftsabbrüche und Eileiterschwangerschaften, bei denen die Embryonenimplantation außerhalb der Gebärmutter stattfindet und daher nicht lebensfähig ist.

**Polychlorierte Biphenyle**: Diese Substanz, die früher in Maschinen und bestimmten elektronischen Bauteilen verwendet wurde, verursacht Endometriose und eine Abnahme des HAM-Spiegels (Antimullerian Hormone), die die Menge und Qualität der Eierstockfollikel bei einer Frau bestimmen.

Schwermetalle beeinflussen auch die Fruchtbarkeit der Frau, indem sie das Risiko eines Schwangerschaftsabbruchs erhöhen, dh den erfolgreichen Abschluss einer Schwangerschaft verhindern. Daher ist das Verhalten der Störfaktoren in unserem Körper nicht vorhersehbar, da es eine Pathologie hervorrufen oder unsere Fortpflanzungsfähigkeit einschränken kann, aber nicht nur, dass die Gesundheit des Babys ebenfalls gefährdet ist.

Erinnern Sie sich, dass viele dieser Disruptoren für genetische Mutationen und einige Störungen verantwortlich sind, die wir später in diesem Buch diskutieren werden.

## Kapitel 33. Endometriose

Endometriose ist eine Erkrankung, bei der das Endometriumgewebe unvorhersehbar außerhalb der Gebärmutter wächst und sich auf dem Peritoneum, den Eierstöcken, dem Darm, den Eileitern, der Blase, der Haut oder der Lunge ansiedeln kann. Die letzten beiden Stellen sind jedoch seltener.

Obwohl sich das Endometriumgewebe an einer anderen Stelle als die Gebärmutter befindet, reagiert es zusammen mit den Hormonen des Menstruationszyklus und blutet. Der Fluss in anderen Körperteilen hat jedoch keinen Fluchtweg und führt beim betroffenen Patienten zu Entzündungen, Schmerzen und inneren Narben.

Wenn das Endometriumgewebe in den Eierstöcken wächst, kann das Blut eingebettet werden und faserige Zysten bilden. Wenn es sich zwischen den Organen befindet, kann es zu Adhäsionen und damit zu Schmerzen führen.

Die genauen Ursachen für die Endometriose sind nicht bekannt, aber einer der möglichen Gründe ist, dass sich bei einer Frau eine retrograde Strömung entwickelt, durch die die Zellen durch die Eileiter wandern und in die Eileiter zurückkehren Becken Einige Fachleute sagen, dass sich die Krankheit als Folge eines Versagens des Immunsystems entwickelt, andere dagegen als genetische Erkrankung, und es wird angenommen, dass sie von einer Generation zur nächsten übertragen werden kann.

Wenn wir uns die Weltstatistik ansehen, werden wir feststellen, dass die Pathologie einen Einfluss auf die Fruchtbarkeit hat, da zwischen 24% und 50% der Frauen mit

Endometriose Schwierigkeiten haben, ein Kind zu bekommen und es sich in den USA um eine wiederkehrende Krankheit handelt Schätzungen zufolge sind mehr als 5 Millionen Frauen betroffen.

**Warum entsteht Endometriose?**

Wenn eine Endometriose auftritt, sind die weiblichen Steroidhormone, dh Östrogen und Progesteron, die für die Regulierung des Endometriumwachstums durch Stimulation oder Zellproliferation verantwortlich sind, gescheitert.

Um seine Funktion zu erfüllen, muss Östrogen an einen der Östrogenrezeptoren (ER) gebunden sein, der ER-α oder ER-β sein kann. Wissenschaftliche Studien, in denen ektopisches Endometriumgewebe (außerhalb der Gebärmutter) untersucht wurde, zeigten die Expression von Östrogenrezeptoren, hauptsächlich ER-α, so dass angenommen wird, dass es stark verwandt ist. Das Vorhandensein von Aromatase, einem Enzym, das für die Produktion von Östrogenen verantwortlich ist, wurde auch im Endometriumgewebe gefunden.

**Welche Rolle spielen Störer?**

Die Rolle endokriner Disruptoren bei der Entwicklung der Endometriose ist nicht schlüssig, es gibt jedoch Hinweise auf ihre Wirkung. In vielen Studien wurden die Verbindungen einzeln untersucht, es wurde jedoch kein Effekt festgestellt, jedoch wurde ein synergistischer Effekt vermutet, dh durch die Summe anderer Faktoren, was später gezeigt wurde.

In einer medizinischen Studie wurde bei 84 Frauen, die sich einer Laparoskopie zur Behandlung der Endometriose unterzogen, die Anzahl der als störend geltenden Substanzen gemessen. Im Vergleich zu Frauen ohne Pathologie wurden

3,77-fach höhere Werte festgestellt. Einfach ausgedrückt, Frauen mit einem hohen Gehalt an Substanzen im Körper waren wahrscheinlicher, die Krankheit zu entwickeln.

Die endokrinen Disruptoren, die möglicherweise für die Entstehung der Endometriose verantwortlich sind, wurden bereits in diesem Abschnitt des Buches erwähnt, und wir haben erklärt, wie sie vermieden werden können, z. B. PCBs, perfluorierte Verbindungen, Pestizide, Alkylphenole, Parabene, Bisphenol A und Phthalate.

Studien zufolge scheint keiner direkt verantwortlich zu sein, aber alle sind im Moment in hohen Anteilen im Körper vorhanden, was ein bisschen gefährlicher ist, wenn man bedenkt, wie schwierig es ist, einige der genannten Substanzen zu kontrollieren.

## Kapitel 34. Uterusmyome

Uterusmyome, auch Myome oder Leiomyome genannt, sind gutartige Tumoren der Gebärmutter, die im fruchtbaren Alter von Frauen auftreten. Nur 0,5% der Myome werden zu bösartigen Tumoren oder Sarkomen, bei denen es sich um Krebs handelt, der aus Muskelgewebe, Fett und Knochen stammt.

Ein Myom ist sehr unterschiedlich groß, es kann sehr klein sein und beim Sehen kaum wahrgenommen werden oder es kann sehr voluminös sein und die Gebärmutter verzerren und vergrößern. Ebenso können nur einer oder mehrere auftreten, mit der Zeit wachsen oder an Größe verlieren. Die Bildung eines Uterusmyoms folgt keinem Muster, es kann Jahre dauern oder sich in kurzer Zeit schnell entwickeln.

Myome sind nicht sehr gefährlich für die Gesundheit von Frauen, aber sie erzeugen Schmerzen, Unfruchtbarkeit und starke Blutungen, die mit der richtigen Behandlung kontrolliert werden können. In Europa ist der jährliche Betrag, der in die Behandlung dieser Krankheit investiert wird, alarmierend.

Schätzungen zufolge hat der europäische Kontinent bis 2016 1,4 Milliarden Euro für medizinische Behandlungen und Fruchtbarkeitsverluste aufgrund von Endometriose und Uterusmyomen ausgegeben. Laut Angaben der University of New York wurden die beiden Krankheiten durch endokrine Disruptoren verursacht .

## Was passiert im Rest der Welt?

Laut der Gynäkologin und Forscherin des Karolinska-Instituts, Helena Kopp, sind in Europa rund 24 Millionen Menschen betroffen, von denen viele erst nach fünf Jahren einen Arzt aufsuchen. Diese hohe Rate gilt jedoch nicht nur für die Region. Weltweit leiden 40% der Frauen zwischen 35 und 55 Jahren an Uterusmyomen.

Dies bedeutet, dass im Alter von 45 Jahren etwa 70% der Frauen mindestens ein Myom entwickelt haben, dieses jedoch ignorieren, da Frauen in 30% der Fälle keine Symptome sofort zeigen, also seitdem Das Auftreten eines Myoms bis zur Konsultation eines Arztes ist keine Unachtsamkeit des Patienten.

## Was verursacht Myome?

Die genaue Ursache für das Auftreten von Myomen ist nicht bekannt, es wird jedoch vermutet, dass erhöhte Östrogenspiegel und möglicherweise Progesteron das Wachstum stimulieren.

Während der Schwangerschaft, wenn der Östrogen- und Progesteronspiegel ansteigt, nehmen die Myome an Größe zu, neigen jedoch dazu, nach den Wechseljahren klein zu werden, wenn ihr Spiegel aufgrund der Veränderungen in dieser Zeit jedoch nach dem Ende von abnimmt Fortpflanzungsalter Frauen haben aufgrund der Produktionsspitzen, die bei Hormonen auftreten, ein höheres Risiko, ein Myom zu entwickeln.

Frauen mit Adipositas und afroamerikanischer Abstammung leiden mit größerer Wahrscheinlichkeit an Uterusmyomen, aber auf medizinischer Ebene wurde der Grund nicht entdeckt.

**Warum werden Myome Disruptoren zugeordnet?**

Es ist sehr wahrscheinlich, dass das Auftreten und Wachstum von Myomen durch Hormone (Östrogen und Progesteron) gesteuert wird, und es ist allgemein bekannt, dass endokrine Disruptoren die natürliche Wirkung von Hormonen und deren Wirkungsmechanismus verhindern und modifizieren können Sobald sie den Körper betreten, ist es unvorhersehbar.

Es wird davon ausgegangen, dass die verantwortlichen Disruptoren Phthalate, Schwermetalle, perfluorierte Verbindungen und PCB sein können, doch wird dies hauptsächlich auf die ersteren zurückgeführt.

In einer europäischen Studie, in der der Urin von 145.000 mit Endometriose und Uterusmyomen diagnostizierten europäischen Frauen analysiert wurde, wurde in ihren Proben ein hoher Phthalatspiegel festgestellt, was Ärzte und Wissenschaftler jedoch auch zu dieser Schlussfolgerung führt Es gibt Hinweise darauf, dass die anderen genannten Substanzen einen wichtigen Einfluss haben.

# Kapitel 35. Wiederholte Abtreibungen

Die wiederholte Abtreibung ist ein fortlaufender und ungeplanter oder induzierter Schwangerschaftsverlust. Ein Paar leidet unter wiederkehrenden Schwangerschaftsabbrüchen, wenn es drei oder mehr aufeinanderfolgende Schwangerschaftsabbrüche erlebt, bevor es die zwanzigwöchige Schwangerschaft erreicht.

Wiederkehrende Abtreibungen sind ein multifaktorielles Fortpflanzungsproblem und schwer zu bestimmen, da sie eine sehr heterogene, dh sehr unterschiedliche Population betreffen.

Statistisch gesehen verlieren etwa 1 bis 3% der Paare im gebärfähigen Alter eine unerwartete Schwangerschaft, 15% der klinisch anerkannten Schwangerschaften enden mit Schwangerschaftsabbrüchen und 25% der Frauen im Allgemeinen erleiden mindestens einmal im Jahr einen Schwangerschaftsabbruch dein Leben

Der Einfluss endokriner Disruptoren auf wiederkehrende Abtreibungen ist sehr breit und komplex, da nicht nur eine Ursache, sondern viele Faktoren, die sowohl die Eltern als auch den Embryo betreffen könnten, zugeordnet werden können.

## Abtreibungen durch endokrine Disruptoren

In den vorangegangenen Kapiteln haben wir einige Pathologien erklärt, die sich im weiblichen Fortpflanzungssystem aufgrund des Vorhandenseins eines störenden chemischen Mittels entwickeln. Diese Krankheiten könnten für wiederkehrende Fehlgeburten bei einer Frau verantwortlich sein. Nachfolgend sehen wir, warum:

Uterusmyome: Es wird angenommen, dass diese gutartigen Tumoren durch einen Mangel an Kontrolle über Östrogen- und Progesteronspiegel verursacht werden. Hier finden wir zwei Möglichkeiten für den Verlust einer Schwangerschaft.

Das hormonelle Gleichgewicht ist wichtig, damit eine Schwangerschaft im Körper stattfinden kann. Wenn eine Empfängnis erreicht wird, die Bedingungen jedoch nicht geeignet sind, hat der Embryo keinen sicheren Ort zum Verweilen oder Schützen, und schließlich geht die Schwangerschaft verloren. Andererseits können große Myome den Uterus verzerren und den Platz für den Embryo sehr klein machen.

**Chronische Endometritis:** Die Endometriose hat auch hormonelle Ursachen, aber statt gutartiger Tumoren verursacht sie normalerweise intrauterine Läsionen und andere Teile des Beckens, die mit Blutungen und Entzündungen einhergehen. Die Endometriose ist mit einer Ätiologie eines rezidivierenden Abbruchs zwischen 5 und 27% assoziiert.

**Spermienbeteiligung:** In einigen Fällen liegt der Grund für wiederholte Abtreibungen nicht bei der Mutter, sondern bei den Eltern. Die Qualität des Samens, das die Eizelle befruchtet, ist für eine erfolgreiche Schwangerschaft unerlässlich.

Die Untersuchung der männlichen Komponente bei wiederkehrenden Verlusten ergab, dass bei diesen Männern der DNA-Schaden um 16% höher war als bei fruchtbaren Männern, deren Partner keine Probleme mit dem Abschluss einer Schwangerschaft hatten.

Die im Sperma vorhandene DNA-Fragmentierung ist mit zahlreichen Indikatoren für die reproduktive Gesundheit verbunden, z. B. der Embryonalqualität, der Implantation, dem spontanen Abbruch und angeborenen Missbildungen.

Fettleibigkeit, Insulinresistenz und polyzystischer Eierstock: Mehrere Autoren bestätigen, dass diese Pathologien mit einem erhöhten Risiko eines spontanen Abbruchs aufgrund des Ungleichgewichts und der Veränderungen zusammenhängen, unter denen der Organismus leidet, z. B. Frauen mit insulinabhängigem Diabetes, deren Krankheitsbekämpfung Es ist mangelhaft, wenn die Abtreibungsrate zwei- bis dreimal höher ist als bei nicht-diabetischen Frauen.

Daher ist die wiederholte Abtreibung komplexer als man denkt. Leider hängen Krankheiten, die durch endokrine Disruptoren verursacht werden, auf die eine oder andere Weise mit der reproduktiven Gesundheit der Eltern oder der normalen Entwicklung eines Embryos zusammen.

Bei einer derart hohen Rate an polyzystischen Eierstöcken, Übergewicht und Diabetes ist es unbedingt erforderlich, vor der Planung einer Familie unseren Gesundheitszustand zu überprüfen, da wir jetzt wissen, dass diese Erkrankungen die Aufgabe, ein Baby zur Welt zu bringen, erschweren.

# Kapitel 36. Verzögerung des intrauterinen Wachstums

Ein verzögertes fetales Wachstum oder ein eingeschränktes intrauterines Wachstum ist ein Zustand, der dazu führt, dass das Baby in seiner Formation kleiner ist als für das Gestationsalter erwartet. Wenn es auftritt, wächst der Fötus nicht mit der Geschwindigkeit in der Gebärmutter, die er sollte, und normalerweise hat er bei der Geburt ein geringeres Gewicht.

Auf der Ebene der Geburtshilfe und Pädiatrie haben diese Patienten ein Gewicht von weniger als dem 10. Perzentil, das heißt, das Baby wiegt weniger als 9 von 10 gleichaltrigen Babys, und dies gibt Anlass zur Sorge sowohl für Eltern als auch für Versorger von Gesundheit tragen die Schwangerschaft.

Eine Einschränkung des fetalen Wachstums kann die Gesamtgröße des Babys, aber auch das Wachstum von Organen, Geweben und Zellen beeinflussen und Probleme vor und nach der Geburt verursachen.

10% der Fälle von intrauteriner Wachstumsverzögerung stehen im Zusammenhang mit bestimmten Genanomalien und angeborenen Stoffwechselstörungen, die zum Schwangerschaftsabbruch führen, z. B. Trisomie 15. Einige Syndrome wie Turner, Edwards und Beckwith-Wiedman sind ebenfalls verantwortlich von langsamem fötalem Wachstum.

## Welche Komplikationen bringt ein verzögertes Wachstum mit sich?

Ein Baby mit eingeschränktem intrauterinem Wachstum kann Atembeschwerden und Infektionen haben. Möglicherweise müssen Sie auch früher geboren werden und im Krankenhaus bleiben, während Ihr Körper eine gewisse Stabilität und Reife erreicht.

Einige schwangere Frauen sterben unter dieser Bedingung vor oder nach der Geburt und ein guter Prozentsatz ist dem Erwerb von Herz- und Blutgefäßproblemen ausgesetzt.

Für viele Gesundheitsexperten ist die häufigste Ursache für fetale Wachstumsprobleme die Fehlfunktion der Plazenta, sie kann jedoch auch auf Röntgenstrahlen, Infektionen wie Röteln, Bluthochdruck während der Schwangerschaft und Rauchen zurückzuführen sein . Letzteres fällt mit endokrinen Disruptoren zusammen.

## Endokrine Disruptoren und embryonales Wachstum

Cadmium, eines der Schwermetalle, die das endokrine System stören, wird in die Biomasse von Pflanzen wie Kakao und Tabak aufgenommen und gelangt beim Rauchen zum Körper.

Denken Sie daran, dass beim Rauchen Cadmiumoxid entsteht, das vom Körper schnell absorbiert wird, und es wird geschätzt, dass 50% des gesamten Metalls, das auf diese Weise eingeatmet wird, in den Blutkreislauf gelangt, aber durch einfaches Aufhören des Rauchens vermieden werden kann und zu großen Mengen führen würde Vorteile für den Fötus

Schwangere Frauen, die Cadmium ausgesetzt sind, können mit größerer Wahrscheinlichkeit spontane Fehlgeburten und Feten erleiden, die unter dem Geburtsgewicht kontaminiert sind. Dies liegt daran, dass das Metall die Synthese von Leptin, einem Hormon, das die Organogenese und die Entwicklung des Fötus reguliert, hemmt.

Andererseits scheint die Kombination mehrerer Disruptoren im Organismus der Mutter die Wahrscheinlichkeit einer Verzögerung des Fötuswachstums dramatisch zu erhöhen, wie eine Studie des Institute of Global Health in Barcelona belegt.

Die Forschungsergebnisse zeigen, dass Frauen mit Berufen, die einer oder mehreren Gruppen von endokrinen Disruptoren ausgesetzt sind, ein 25% höheres Risiko für ein Baby mit niedrigem Gewicht hatten und dass das Risiko proportional zur Anzahl der Expositionssubstanzen ist, d. H multipliziert.

Es ist überraschend zu entdecken, dass die verschiedenen Formen der Substanzen, die wir in diesem Buch gesehen haben, unser Leben beeinflussen können, sogar vor dem Moment der Geburt, in dem sich unser Körper noch in Form befindet und wir nicht wissen, was passiert.

# Kapitel 37. Frühgeburt

Eine vorzeitige oder vorzeitige Lieferung erfolgt drei Wochen vor dem klinisch geplanten Termin. Eine Frau hat eine Geburt und ein Frühgeburt, wenn die Geburt vor der 37. Schwangerschaftswoche erfolgt.

Die Schwangerschaft beim Menschen dauert 40 Wochen ab dem ersten Tag der letzten Menstruation, was 9 Monaten entspricht. Dies ist genug Zeit, damit alle Organe, Systeme und Geräte des Babys ihr Training abschließen und die erforderliche Reife erreichen, um unabhängig von der Nabelschnur zu werden, aber wenn die Entbindung früh erfolgt, hat das Baby gesundheitliche Probleme.

Laut Statistiken der Weltgesundheitsorganisation (WHO) werden jedes Jahr 15 Millionen Frühgeborene auf der ganzen Welt geboren, und leider überlebt eine Million von ihnen nicht, weil ihre körperlichen Verhältnisse dies nicht zulassen.

Frühgeburt ist eine der Hauptursachen für Krankheiten (Morbidität) und perinatale Mortalität. In den USA liegt die Häufigkeit von Frühgeburten beispielsweise bei 12%. Wenn wir jedoch angeborene Fehlbildungen ausschließen, machen 75% der perinatalen Todesfälle und 50% der Todesfälle aus. Neurologische Probleme sind auf Frühgeburten zurückzuführen.

Das Frühgeborene kann klein sein, einen unverhältnismäßig großen Kopf haben, wenig Fettreserven aufweisen und daher dünner sein, Atemprobleme und wenig Saugreflexe aufweisen. Es kann auch mit Lanugo oder feinem Haar bedeckt zur Welt kommen.

**Was verursacht eine vorzeitige Lieferung?**

Die frühe Geburt eines Babys kann unter anderem auf eine Infektion der Mutter, Nierenerkrankungen, Fettleibigkeit, Herz- oder Schilddrüsenprobleme, Diabetes oder schwere Anämie zurückzuführen sein.

Andere Erkrankungen wie das Alter unter 17 Jahren oder über 35 Jahren, frühere Frühgeburten, übermäßige körperliche Aktivitäten, ungewöhnlich geformte Gebärmutter, Stress und Depressionen sind ebenfalls für Frühgeburten verantwortlich, aber natürlich haben sie endokrine Disruptoren Eine wichtige Rolle.

Phthalate, Bisphenol, Biphenyle und vorzeitige Lieferungen

Dank verschiedener Studien glauben Wissenschaftler, dass die Exposition gegenüber Phthalaten, Bisphenol, Biphenylen, Organochlorpestiziden und perfluorierten Verbindungen das Risiko einer vorzeitigen Entbindung erhöht, ihre Wirkung insgesamt jedoch als gefährlicher angesehen wird als die der einzelnen Substanzen.

In einer Studie der University of Michigan wurde der Urin von fast 500 schwangeren Frauen mit Frühgeburten auf Spuren von Phthalaten untersucht und die Ergebnisse der Laboranalyse mit dem Urin von Frauen verglichen, deren Schwangerschaft in der erwarteten Zeit gipfelte Menge der Substanz war in der ersten Gruppe höher.

Eine andere Studie der University of California, die in der Zeitschrift Environmental Health Perspectives veröffentlicht wurde, analysierte insgesamt 268 Frauen, die an einer nationalen Gesundheitsumfrage teilnahmen, und bei 99% der

Teilnehmer wurden bis zu 163 verschiedene Chemikalien nachgewiesen.

Einige der Substanzen, die die Wissenschaftler fanden, waren Bisphenol-A, polychlorierte Biphenyle, Organochlorpestizide, perfluorierte Verbindungen, Phenole, Phthalate und polycyclische aromatische Kohlenwasserstoffe. Bisphenol A wurde jedoch mehr Aufmerksamkeit geschenkt.

Das Fazit der Studie war, dass nicht alle Substanzen, die bei Müttern gefunden wurden, in Mengen vorliegen, die gefährlich genug sind, um die Schwangerschaft zu beeinflussen, aber einige von ihnen in hohen Mengen beeinflussen die Schwangerschaft erheblich.

Darüber hinaus weisen Fachleute darauf hin, dass die Exposition gegenüber mehreren Substanzen gesundheitsschädlicher sein kann als die Auswirkungen, die eine einzelne Chemikalie im Körper verursachen kann.

Diese Stoffe sind mit Lebensmitteln und Kunststoffen verbunden, und in früheren Kapiteln haben wir die erforderlichen Maßnahmen zur Vermeidung dieser Stoffe erwähnt. Angesichts der Tatsache, dass eine Entbindung bis zum Zeitpunkt der Entbindung von endokrinen Störungen beeinträchtigt werden kann, ist es wichtig, vor der Planung einer Familie Prognosen abzugeben.

# Kapitel 38. Niedriges Geburtsgewicht

"Niedriges Geburtsgewicht" ist der Ausdruck, der auf medizinischer Ebene verwendet wird, wenn ein Baby mit einem Gewicht von weniger als 5 Pfund und 8 Unzen geboren wird. Die Weltgesundheitsorganisation (WHO) definiert, dass ein niedriges Geburtsgewicht unter 2.500 g liegt.

Frühgeburt und eingeschränktes Wachstum des Fötus, zwei Zustände, die wir zuvor gesehen haben, sind hauptsächlich für eine Geburt unter dem Normalgewicht verantwortlich. Einige Babys sind gesund, obwohl sie dünn sind und während ihrer Entwicklung keine Probleme haben, andere haben ernsthafte Gesundheitsprobleme.

Ein Neugeborenes mit niedrigem Körpergewicht kann Probleme beim Füttern haben, eine normale Gewichtszunahme, die Sie von Monat zu Monat erleben sollten, und es kann schwierig sein, Infektionen zu bekämpfen.

Wenn wir die globalen Statistiken überprüfen, stellen wir fest, dass zwischen 15% und 20% der Babys unter ihrem normalen Gewicht liegen, was 20 Millionen Säuglingen pro Jahr entspricht. In den Vereinigten Staaten sind ungefähr 8% der Geburten untergewichtig.

Die WHO strebt an, die Zahl der Kinder mit diesem Problem bis 2025 um 30% zu senken. Um dies zu erreichen, muss die Rate zwischen 2012 und 2025 jährlich um 3% gesenkt werden, damit die Zahl der betroffenen Neugeborenen von 20 Millionen auf 20 Millionen sinkt 14 Millionen

## Warum ist ein Kind untergewichtig geboren?

Bestimmte Infektionen und insbesondere genetische Probleme wirken sich auf den Organismus des sich entwickelnden Babys aus, sodass sich Ihr Körper nicht so entwickelt, wie er sollte, und ihn zum Zeitpunkt der Geburt kleiner und dünner machen kann als er sollte. Es betrifft auch die Schwangerschaft, ein Fötus mit angeborenen Problemen wird eher vor einem Fötus geboren, der sie nicht hat.

Die Gewohnheiten der Mutter beeinflussen auch das Gewicht, das ein Baby während der Schwangerschaft zulegen kann. Rauchen, Alkoholkonsum und der Konsum illegaler Drogen sind Praktiken, die sich auf die Entwicklung des Fötus auswirken, sein Wachstum verzögern und die Wahrscheinlichkeit einer Frühgeburt und damit ein geringes Geburtsgewicht erhöhen.

Natürlich gibt es Umweltfaktoren, die mit dem geringen Anteil an Säuglingen verbunden sind, insbesondere die Exposition gegenüber Störstoffen in Flammschutzmitteln, perfluoralkylierten Chemikalien und Blei, die an der Entwicklung des Fötus bis zu einem Punkt beteiligt sind, der ihr Wachstum ernsthaft einschränkt.

## Blei und geringes Geburtsgewicht

Ein hoher Bleigehalt bei einer schwangeren Frau kann zu Fehlgeburten und leblosen Geburten führen. In anderen Fällen kann dies jedoch zu einer Frühgeburt und einem niedrigen Geburtsgewicht führen. Andere Effekte, die bei einem unter diesen Bedingungen geborenen Kind auftreten können, sind Lern- und Verhaltensprobleme.

Erinnern wir uns, dass Blei mit kognitiven Problemen bei Kleinkindern, Intoxikationen aufgrund der Schwierigkeit ihres Körpers, harmlose Dosen für Erwachsene zu ertragen, und Missbildungen verbunden ist. Wenn es also um Babys und Kleinkinder geht, sollten zusätzliche Schutzmaßnahmen dagegen ergriffen werden Substanz

**Was tun, um Bleiexposition zu vermeiden?**

Eine Mutter, die den Verdacht hegt, dass Bleiexposition die Schwangerschaft beeinträchtigen kann, kann folgende Schritte unternehmen, wenn sie plant, ihre Familie zu gründen:

- Lassen Sie einen Bluttest durchführen, um den Blutmetallspiegel zu bestimmen, und prüfen Sie, ob er für eine gesunde Schwangerschaft geeignet ist oder nicht.

- Vermeiden Sie es, das Babyzimmer mit bleihaltigen Farben zu streichen, und setzen Sie sich vor, während und nach der Schwangerschaft nicht diesem Produkt aus.

- Fordern Sie bei den Trinkwasserverteilern Informationen zur Wasseraufbereitung an, die zu Ihnen nach Hause kommt.

- Machen Sie mehrere Mahlzeiten am Tag. Blei aus der Umwelt wird leichter über die Blutbahn aufgenommen und verbleibt bei leerem Magen im Körper.

- Nehmen Sie eine kalzium-, eisen-, zink-, vitamin C-, vitamin D- und vitamin E-arme Ernährung zu sich, die mit dem Wachstum der Bleimenge zusammenhängt, die von Ihrem Blutkreislauf aufgenommen wird.

# Kapitel 39. Frühe Webmaschine

Die Entwicklung von Brustgewebe bei einem Mädchen unter 8 Jahren wird als frühe Telarchie oder frühe Webmaschine bezeichnet. Das Auftreten des Brustknopfes ist normalerweise das erste sichtbare Zeichen der Pubertät bei Mädchen und tritt aufgrund eines Anstiegs des Östrogens auf, muss jedoch unter normalen Bedingungen zwischen 11 und 16 Jahren auftreten.

Der frühe Webstuhl ist nicht gleichbedeutend mit einer vorzeitigen Pubertät, obwohl der Webstuhl bei gesunden Mädchen der Beginn der Pubertät ist. Es gibt Mädchen, deren Brustknopf mehrere Jahre vor der Menarche oder vor der ersten Menstruation und vor der Pubarche auftritt, bei denen es sich um Schamhaare handelt.

Die jährliche Inzidenz dieser Störung bei Mädchen beträgt 1: 5000, dh jedes Jahr wird bei einem von 5000 Mädchen eine frühe Webstörung diagnostiziert, aber in 60% der Fälle ist der Patient weniger als 2 Jahre alt und meistens Bedingung tritt vom Moment der Geburt auf.

Bei 85% der Mädchen mit früher Telarchie handelt es sich um eine gutartige und selbstbegrenzte Störung, die als „isolierte gutartige Telarchie “bezeichnet wird und für die Kleinen kein ernstes Problem darstellt, da sie sich für ihr Alter normal entwickeln kann und keine frühe Pubertät hat , aber es muss unter der Aufsicht eines Kinderarztes bleiben.

Nur 15% der Mädchen haben eine frühreife Pubertät, und andere sexuelle Merkmale wie Achsel- und Schamhaare oder Vaginalblutungen treten vorzeitig auf.

Chemische Substanzen im Zusammenhang mit frühen Webstühlen

Es gibt drei Substanzen mit endokriner Disruptorwirkung, die mit dem frühen Auftreten des Brustknopfes bei Mädchen in Zusammenhang stehen: Phthalate, Phytoöstrogene und Lavendel. Phthalate, die eine antiandrogene Wirkung haben, sind in Plastikspielzeug, Kinderhygieneprodukten, Kosmetika und bei Patienten mit Frühwebstühlen zu finden. Im Vergleich zu Mädchen ohne Störung wurde eine höhere Konzentration von Metaboliten dieses Stoffes beobachtet.

In ähnlicher Weise induzieren Produkte wie Pestizide, Herbizide und Derivate der chemischen Industrie auch die frühe Entwicklung der Brust durch eine direkte Aktivität gegenüber dem Östrogenrezeptor oder durch eine Erhöhung der Aktivität des Aromataseenzyms, das erzeugt wird eine Zunahme des Drüsenvolumens.

Wir wissen genau, wie man Phthalate vermeidet, und diese Maßnahmen gelten für Kinder, die beiden anderen Substanzen wurden jedoch in dem Buch nicht erwähnt. Phytoöstrogene kommen in Sojabohnen vor und alle daraus gewonnenen Produkte sowie Lavendel sind eine häufige Pflanze, die sich auf das endokrine System auswirkt.

Phytoöstrogene sind Verbindungen mit östrogener Aktivität, die natürlicherweise in Pflanzen und Lebensmitteln, insbesondere in Sojabohnen, vorkommen. Ein Mädchen, dessen Ernährung reich an dieser Art von Lebensmitteln ist, leidet an einem frühen Webstuhl aufgrund der Auswirkungen der Substanz auf ihren Körper.

Lavendel seinerseits ist in verschiedenen kosmetischen Produkten wie Körpercremes und Shampoos enthalten. Dieser

Stoff hat jedoch östrogene Eigenschaften und antiandrogene Aktivitäten, was bedeutet, dass er mit Hormonen konkurriert oder diese hemmt, die die männlichen Eigenschaften steuern und die Pubertät beeinträchtigen können und Wachstum

**Wie vermeide ich den frühen Webstuhl?**

Ein früher Webstuhl kann verhindert werden, indem die Exposition eines Mädchens gegenüber Phthalaten, Phytoöstrogenen und Lavendel eingeschränkt wird. Sie können die meisten Ihrer Plastikspielzeuge durch andere ersetzen, die aus einem anderen Material wie Holz hergestellt sind, sofern Harze oder Weichmacher nicht zum Schutz verwendet werden.

Das Material, aus dem Ihre Flasche, Ihr Glas und Ihr Besteck hergestellt werden, ist ebenfalls wichtig. Es gibt mehrere Unternehmen, die sich der Herstellung von Produkten für Babys ohne schädliche Chemikalien widmen.

Der Verzehr von Soja und seinen Produkten sollte von einem Kinderarzt und Ernährungsberater geregelt werden, damit das Kind nicht betroffen ist, wenn die Familie die Lebensmittel regelmäßig verzehrt.

Schließlich gibt es Lavendel, eine Substanz, die leicht vermieden werden kann, wenn Sie Produkte frei davon kaufen. Diese Maßnahmen sind einfach durchzuführen, aber sehr effektiv, um die Gesundheit und die richtige Entwicklung eines Mädchens zu gewährleisten.

## Kapitel 40. Frühreife weibliche Pubertät

Auf klinischer Ebene wird davon ausgegangen, dass ein Mädchen eine frühe Pubertät durchläuft, wenn die ersten körperlichen Veränderungen des Erwachsenenalters vor seinem Alter vor 8 Jahren auftreten. Dies schließt Aspekte im Zusammenhang mit der sexuellen Entwicklung ein.

Bei Mädchen ist das erste Pubertätsmuster die Brustentwicklung, dann kommt es zum Auftreten von Schamhaaren und Achselhaaren und schließlich zur ersten Menstruation, die zwischen zwei und vier Jahren nach dem Webstuhl auftritt und normalerweise zwischen 12 und 14 Jahren auftritt 16 Jahre

Frühreife Pubertäten scheinen eine unterschiedliche Inzidenz zu haben, abhängig von den Genen des betroffenen Mädchens. Beispielsweise treten sie bei Afro-Nachkommen in 20 bis 30% auf, während sie bei Mädchen mit kaukasischen Genen in 8 bis 10% der Bevölkerung vorkommen.

Es gibt zwei Arten der vorzeitigen Pubertät, eine, die vom Gonadotropin freisetzenden Hormon abhängt, und eine, die unabhängig ist. Sie werden als zentrale und periphere vorzeitige Pubertät bezeichnet.

Gonadotropin-abhängige vorzeitige Pubertät (GnRH) tritt bei beiden Geschlechtern auf und ist bei Mädchen 5- bis 10-mal häufiger. Bei dieser Störung wird die Hypothalamus-Hypophysen-Achse aktiviert, die die Zunahme der Größe und Reifung der Gonaden, die Entwicklung sekundärer Geschlechtsmerkmale und die Oogenese oder Spermatogenese bestimmt.

In der selbständigen frühen Pubertät von GnRH treten sekundäre Geschlechtsmerkmale aufgrund der hohen zirkulierenden Konzentrationen von Östrogenen oder Androgenen auf, es findet jedoch keine Aktivierung der Hypothalamus-Hypophysen-Achse und daher keine Reifung der Gonaden statt.

**Was induziert die vorzeitige Pubertät bei Mädchen?**

Es gibt viele Faktoren, die eine vorzeitige Pubertät bei Mädchen auslösen können, zum Beispiel Übergewicht und die Exposition gegenüber endokrinen Disruptoren.

In einer kürzlich durchgeführten Studie wurden mehr als 1.100 Mädchen im Alter von 9 und dann im Alter von 26 Jahren untersucht. Dabei wurde festgestellt, dass jeder Anstieg der Standardabweichung des Body-Mass-Index (BMI) im Alter von 9 Jahren mit der doppelten Wahrscheinlichkeit korrelierte Dies liegt hauptsächlich an einem Hormon namens Leptin, das vom Fettgewebe produziert wird, den Appetit hemmt und die Freisetzung von Kisspeptin fördert, einem anderen Hormon, dessen Funktion darin besteht, die Neuronen zu stimulieren, die für die Aktivierung des Freisetzungshormons verantwortlich sind von Gonadotropinen.

Je mehr Fett ein Mädchen hat, desto höher ist der Leptin- und Kusspeptin-Spiegel, und desto früher setzt die Pubertät ein.

Die Wirkung endokriner Disruptoren ist dank der Bemühungen des National Institute of Environmental Health Sciences und der US Environmental Protection Agency jetzt sehr spezifisch. UU, die eindeutige Hinweise darauf hat, welche häufig verwendeten Produkte und Chemikalien eine vorzeitige Pubertät auslösen.

Die Wissenschaftler zeigten, dass antibakterielle Gele, Körperpflegeprodukte und Reinigungsmittel Triclosan, Phthalate, Parabene und Phenole enthalten, vier Substanzen, die das frühe Auftreten von Brüsten, Schamhaaren und anderen Merkmalen der sexuellen Entwicklung verursachen.

Seine Studie bestand aus 179 Mädchen und 159 Jungen. Während des Experiments haben sie die Konzentrationen der vier Substanzen im Urin gemessen, die von den Müttern während der Schwangerschaft und später von den Kindern im Alter von 9 Jahren gesammelt wurden. Die Pubertät wurde alle 9 Monate im Alter zwischen 9 und 13 Jahren bewertet.

Bei der Analyse der Ergebnisse stellten die für die Untersuchung zuständigen Wissenschaftler Folgendes fest:

- Der hohe Triclosan-Spiegel im mütterlichen Urin während der Schwangerschaft könnte einen größeren Einfluss auf das frühe Einsetzen der Regelblutung haben.

- Der hohe Phthalatspiegel im Urin der Mutter während der Schwangerschaft kann die Entwicklung von Schamhaaren beschleunigen.

- Mädchen mit hohem Methylparaben- oder Propylparaben-Gehalt im Urin hatten im Vergleich zu den anderen Mädchen ihres Alters einen frühen Beginn der Menstruation, des Brustknopfs und der Schamhaare.

- Mädchen mit hohem Gehalt an 2,5-Dichlorphenol im Urin zeigten eine verzögerte Entwicklung der Schamhaare.

Es hat sich gezeigt, dass Mädchen mit vorzeitiger Pubertät ein höheres Risiko für Brust- und Eierstockkrebs haben, zusätzlich zu ihrem Verhalten und Selbstwertgefühl, das stärker betroffen ist als das ihrer Altersgenossen.
Diese Probleme können mit einfachen Maßnahmen vermieden werden, z. B. indem vermieden wird, dass Mutter und Kind Plastik ausgesetzt werden, und Kosmetik- und Reinigungsprodukte auf das Wesentliche reduziert werden, wobei stets Optionen bevorzugt werden, die frei von gefährlichen Chemikalien sind.

# Kapitel 41. Kleiner Penis

Mikrofalosomie, Morbus Shadi oder Micropen, ist ein Penis mit einer im Vergleich zu einem durchschnittlichen männlichen Mitglied sehr kurzen Länge. Ein kleiner Penis in einem schlaffen Zustand ist zwei Zentimeter und nicht mehr als sieben aufrecht. In einigen Fällen ist das männliche Genital kaum sichtbar und ähnelt eher der weiblichen Klitoris.

Für sozial aufgezwungene Ideen denken viele Männer, dass sie einen kleinen Penis haben, aber um einen kleinen Penis auf medizinischer Ebene zu bestimmen, wird auch die Basis berücksichtigt, nicht nur der freie Teil.

Mit anderen Worten, ein kleiner Penis mit einer maximalen Erektion überschreitet nicht acht Zentimeter vom Schambein bis zur Eichelspitze, wobei die Vorhaut zurückgezogen ist. Auf diese Weise ist nur ein kleiner Prozentsatz der männlichen Weltbevölkerung von dieser Erkrankung betroffen, einer von 10.000 Männern.

**Warum wird ein Kind mit Mikrofalosomie geboren?**

Ein kleiner Penis ist das Ergebnis einer unzureichenden androgenen Stimulation, die bei Männern zu einem verzögerten Wachstum der äußeren Genitalien führt. Dieser Zustand kann durch primären Hypogonadismus oder hypothalamische oder Hypophysenfunktionsstörungen verursacht werden.

Hypogonadismus ist eine Störung, bei der die Geschlechtsmerkmale des Menschen durch eine späte biologische Reifung, wie eine Verzögerung des konstitutionellen Wachstums, oder durch eine Hodenläsion, die die Produktion von Testosteron und Sperma beeinträchtigt, nicht gut entwickelt sind. In diesem Fall würde sie behandelt des hypergonadotropen Hypogonadismus.

Die Mikrofalosomie kann auch auf Veränderungen der Meiose zurückzuführen sein, bei der es sich um den Prozess der zellulären Reproduktion handelt. In diesem Fall kommt es zu einer unzureichenden Differenzierung der Leydig-Zellen, die Testosteron produzieren, das wichtigste Sexualhormon des Menschen und in den Hoden lokalisiert sind.

Testosteronmangel während der Schwangerschaft ist einer der Faktoren, die auch für die geringe Penisgröße und andere Genitalanomalien verantwortlich sind. Wenn der männliche Fötus nicht genug Testosteron produziert oder die Mutter nicht genug menschliches Choriongonadotropinhormon produziert, haben die männlichen Genitalien Schwierigkeiten, sich zu entwickeln.

**Können Disruptoren einen kleinen Penis verursachen?**

Bis vor kurzem gab es keine eindeutigen Hinweise darauf, dass endokrine Disruptoren einen Einfluss auf die Entwicklung der Mikrofalosomie hatten. Tatsächlich wurde dieser Zustand angeborenen Krankheiten zugeschrieben, und obwohl eine bestimmte Beziehung besteht, ist dies nicht der einzige Einflussfaktor.

Eine in der Zeitschrift PLOS Computational Biology veröffentlichte Studie sammelte und analysierte Tausende von medizinischen Unterlagen aus den USA, um eine Antwort auf die hohe Rate von Autismus und geistigen Behinderungen zu finden, die in einigen Landkreisen des Landes vorlagen.

Die Forscher stellten fest, dass beide Pathologien geografisch mit den Gebieten übereinstimmen, in denen Kinder häufig Missbildungen der Genitalien aufweisen. Insbesondere bei Jungen mit Autismus-Spektrum-Störungen war die Wahrscheinlichkeit von Genitalfehlbildungen 5,53-mal höher.

Laut den Experten, die die Studie durchgeführt haben, ist die Inzidenz von Kindern mit Genitalfehlbildungen höher, wenn die Eltern Pestiziden und umweltschädlichen Substanzen wie Blei, Hormonen, Weichmachern und Drogen ausgesetzt sind. Diese Substanzen sind auch mit der Entwicklung von Autismus und geistigen Behinderungen verbunden. .

Andrey Rzhetsky, einer der verantwortlichen Forscher und Mitglied des Medical Centers der Universität von Chicago, erklärt, dass Autismus offenbar stark mit der Rate männlicher Genitalfehlbildungen in den USA zusammenhängt, was darauf hindeutet, dass das Problem von der Umweltbelastung herrührt Mit anderen Worten, sie sind sich sicher, dass die genannten chemischen Substanzen einen Einfluss auf die Entwicklung der Mikrofalosomie haben.

# Kapitel 42. Kryptorchismus

Kryptorchismus ist ein Genitalproblem, das ausschließlich das männliche Geschlecht betrifft und durch den unvollständigen Abstieg eines oder beider Hoden in den Hodensack gekennzeichnet ist. Normalerweise leidet das Baby, das es präsentiert, auch an einem Leistenbruch.

Die Diagnose eines Kryptorchismus wird durch eine körperliche Untersuchung durch einen Kinderarzt gestellt, und manchmal ist ein chirurgischer Eingriff erforderlich, um den nicht abfallenden Hoden zu entfernen.

## Normale Entwicklung der Hoden im Frühstadium

Die normale Hodenentwicklung bei einem männlichen Baby beginnt ab dem Zeitpunkt der Empfängnis und findet in der retroperitonealen Höhle des Fötus statt und geht dann zum Hodensack. Der Abstieg muss in der 28. bis 40. Schwangerschaftswoche erfolgen und ist mit hormonellen und mechanischen Prozessen verbunden.

Laut Statistik betrifft Kryptorchismus etwa 3% der Vollzeit-Neugeborenen und bis zu 30% der Neugeborenen vorzeitig. Zwei Drittel der Hoden, die vor der Geburt nicht abgesenkt wurden, gelangen in den ersten 4 Lebensmonaten spontan in die Hodensäcke. So benötigen 0,8% der Babys eine weitere Behandlung.

80% der Fälle von Kryptorchismus werden kurz nach der Geburt klinisch diagnostiziert, der Rest erfolgt in der Kindheit oder im frühen Jugendalter. Der nicht abgesenkte Hoden verbleibt auf dem Abstiegsweg im Leistenkanal, in der

Bauchhöhle oder in der retroperitonealen Höhle in der Nähe der Nieren, dies kommt jedoch seltener vor.

Kryptorchismus kann unilateral sein, wenn sich ein einzelner Hoden nicht absenkt, oder bilateral, wenn beide die Hodentaschen nicht erreichen. Normalerweise ist nur einer der Hoden betroffen, aber ungefähr 10% der Fälle betreffen beide.

**Warum kommt Kryptorchismus vor?**

Der Hodenabstieg wird durch hormonelle Faktoren bedingt, zum Beispiel durch Androgene oder den Müller-Inhibitionsfaktor. Physiker wie Gubernulum-Regression und intraabdominaler Druck; und für die Exposition der Mutter gegenüber östrogenen oder antiandrogenen Substanzen.

Einige Erkrankungen wie Frühgeburten, eingeschränktes intrauterines Wachstum, Zwillingsschwangerschaften und niedriges Geburtsgewicht können zu Kryptorchismus beim Baby führen, ebenso wie Schwangerschaftsdiabetes, einige Chromosomenveränderungen und das fortgeschrittene Alter der Mutter.

**Endokrine Disruptoren und Kryptorchismus**

Bis heute sind in Pestiziden endokrine Disruptoren enthalten, die am häufigsten mit Problemen im männlichen Fortpflanzungssystem des Fötus in Verbindung gebracht werden. Um dies zu beweisen, führte eine Gruppe von Forschern aus den neunziger Jahren eine Untersuchung durch.

Die Wissenschaftler gingen von der Hypothese aus, dass die in Pestiziden enthaltene Substanz mit hormoneller Aktivität das Risiko für Kryptorchismus erhöht, weshalb sie 270 Fälle von Orchidopexie bei Kindern im Alter zwischen 1 und 16 Jahren ausmachten.

Orchidopexie ist ein chirurgischer Eingriff, der Kryptorchismus erfordert. Die Studie wurde am Klinischen Krankenhaus von Granada durchgeführt. Um die Studie zu präzisieren, verwendeten die Forscher das Wohn- und Gesundheitszentrum als geografische Bezugseinheiten für die Analyse. Mit diesen Daten wurde ein Vergleich durchgeführt.

In jeder Region wurde die Rate der Orchidopexie geschätzt und diese mit dem Einsatz von Pestiziden verglichen. Auf diese Weise wurde festgestellt, dass die Häufigkeit von Kryptorchismus parallel zum Einsatz von Pestiziden in den verschiedenen Regionen mit Ausnahme der Hauptstadt Granada zunahm.

Zu diesem Zeitpunkt konnten die Forscher keinen direkten Zusammenhang zwischen Pestiziden und dem Risiko von Kryptorchismus nachweisen, zeigten jedoch eine größere Häufigkeit von Orchidopexie bei Kindern aus Gemeinden in der Nähe der Mittelmeerküste, einem Gebiet, das sich der intensiven Landwirtschaft widmet.

Mit einer frühen Behandlung bei Kindern können Sie ein normales Wachstum Ihrer Genitalien feststellen, im gebärfähigen Alter fruchtbar sein und das Risiko für Hodenkrebs verringern.

# Kapitel 43. Hypospadie

Hypospadie ist eine Anomalie, die nur bei Männern auftritt. Wenn sich der Penis manifestiert, entwickelt er sich nicht auf die übliche Weise, sondern der Urin-Meatus, durch den der Urin fließt, befindet sich im unteren Teil der Eichel im Rumpf oder an der Kreuzung von Hodensack und Penis und nicht an der Spitze, wie es sollte.

Dieser Zustand ist anatomisch bedingt durch einen unvollständigen Verschluss der Penisstrukturen während der Embryogenese. Die Harnröhrenöffnung bewegt sich entlang der ventralen Seite der Extremität und befindet sich nicht in Richtung der Spitze, sodass das Kind Schwierigkeiten beim Urinieren haben kann.

Abnormale Harnröhrenbildung tritt zwischen der 8. und 14. Schwangerschaftswoche auf und je nach Lokalisation variiert der Schweregrad der Hypospadie, beispielsweise 70% der Fälle, in denen sich die Harnröhre unterhalb der Eichel oder distal im Penis befindet, sind dies als mild eingestuft, während nur 30% der Fälle einen hohen Schweregrad aufweisen.

**Wie häufig sind Hypospadien?**

In Europa weisen ungefähr 18,6 von 10.000 Geburten diese Anomalie auf, während in Nordamerika die Prävalenz höher ist und bei 34,2 von 10.0000 Geburten beobachtet werden kann. Asien ist der Kontinent mit der niedrigsten Prävalenz, da er gerade einmal 0,69 erreicht Geburten nach der genannten Zahl.

Hypospadie wird als hauptsächlich genetische Anomalie angesehen, da in 7% der Fälle mindestens ein

Familienmitglied mit dem gleichen Problem vorliegt, entweder erster, zweiter oder dritter Ordnung, und mit seiner Mutter oder seinem Vater in Verbindung steht. Die Wahrscheinlichkeit, dass der jüngere Bruder eines Kindes mit Hypospadie ebenfalls betroffen ist, liegt bei 17%.

**Welche Komplikationen kann es haben?**

Wenn sich die Harnröhre in der Nähe der Eichel befindet, ist dies ein milder Fall, aber wenn sie sich dem Hodensack nähert, wird sie schwerwiegender und es können sowohl ästhetische als auch funktionelle Probleme auftreten. Wenn Hypospadien bei anderen Missbildungen wie Kryptorchismus auftreten, kann die Fruchtbarkeit des Individuums beeinträchtigt werden.

In schwereren Fällen kann eine Verdrehung des Penisrumpfes erzeugt werden, die den Kopf zu einer Rotation und Annäherung an die Basis führt, was zur Folge hat, dass er sowohl beim Geschlechtsverkehr als auch beim Wasserlassen gestört ist.

Bei anderen Patienten entwickelt sich die Vorhaut nicht vollständig und bildet eine Haube über der Eichel, die aufgrund des schmalen Gewebes, das sie umgibt, flach und geneigt ist. Das Ergebnis ist eine vollständige Krümmung des männlichen Elements.

**Kann es von Störern erzeugt werden?**

In verschiedenen Studien wurden Tiere verwendet und die Auswirkung der Exposition von Müttern gegenüber synthetischen Östrogenen wurde bewertet, um festzustellen, ob dies ein wichtiger Faktor für das Auftreten von Hypospadien bei den Nachkommen war. In den meisten dieser

Studien wurde jedoch ein positives Ergebnis erzielt Aufgrund des Unterschieds zwischen diesen Arten und uns wird ihre Auswirkung auf den Menschen immer noch diskutiert.

Eine andere wichtige Hypothese erklärt, dass einige männliche Fortpflanzungsstörungen wie Kryptorchismus, Unfruchtbarkeit und Hodenkrebs bei einer Störung namens Dysgenesiesyndrom miteinander zusammenhängen und auch durch die Exposition der Mutter gegenüber Östrogen während der Schwangerschaft verursacht werden.

Derzeit sind weitere Nachweise erforderlich, um festzustellen, welche Chemikalien diesen Zustand bei einem Fötus verursachen können, und um vorbeugende Richtlinien festzulegen. Angesichts der Beziehung, die zwischen anderen Krankheiten des kindlichen männlichen Fortpflanzungssystems besteht, ist es wichtig, die gleichen Formen des Schutzes gegen den Stoff beizubehalten.

# Kapitel 44. Pubertäre Gynäkomastie

Die pubertäre Gynäkomastie ist in einfachen Worten das Wachstum der Brustdrüsen bei Männern während der Pubertät. Es ist eine vorübergehende und gütige Situation, die die Gesundheit des sich entwickelnden Jugendlichen nicht beeinträchtigt, nur sein Aussehen. In sehr wenigen Fällen handelt es sich um ein ernstes endokrines Problem.

Eine Gynäkomastie kann unilateral sein, wenn eine einzelne Brust wächst oder bilateral, wenn die Entwicklung von Brustgewebe in beiden Fällen auftritt. Grundsätzlich ist die Zunahme des Gewebevolumens um die Brustwarze für den Teenager mit Beschwerden bei der Berührung verbunden aber nicht mehr als 4 cm.

Einige Männer und Jungen, die an Übergewicht leiden, haben Fett im Brustbereich, weil sie übergewichtig sind. Es handelt sich nicht um eine Brustentwicklung, da es eine weichere Konsistenz und eine unregelmäßige Form hat.

Nach drei Jahren wird sich der Körper des jungen Mannes wieder normalisieren. In der Regel werden keine Medikamente oder Operationen verschrieben, es sollte jedoch auf Ihre endokrine Gesundheit geachtet werden.

**Warum passiert es?**

So viele Männer wie Frauen haben Brustgewebe im Brustbereich, aber nur bei Frauen entwickelt es sich permanent während der Pubertät und spielt eine Rolle bei der Fortpflanzung.

Im männlichen Brustgewebe gibt es Östrogen- und Androgenrezeptoren, und das Ungleichgewicht zwischen diesen Hormonen führt zur Gynäkomastie. Östrogenstimulation und Androgenhemmung induzieren das Brustwachstum. Es wird angenommen, dass das im Fettgewebe vorhandene Hormon Leptin an der Entwicklung der Brüste bei Männern beteiligt ist, da es die Aktivität der Aromatase, eines Enzyms, das für einen grundlegenden Schritt bei der Biosynthese von Östrogen verantwortlich ist, erhöht.

Einige nicht fettleibige Männer haben einen hohen Leptinspiegel, was diese Theorie bestätigt. Ungefähr 50-60% der Kinder entwickeln zu irgendeinem Zeitpunkt der Pubertätsentwicklung eine vorübergehende Gynäkomastie, die jedoch häufig zwischen dem 13. und 14. Lebensjahr auftritt. In 90% der Fälle erreichen die Androgenspiegel die Erwachsenenwerte und das Brustgewebe erfährt eine Rückbildung. Dies kann ein bis drei Jahre dauern.

**Wie wirken sich Disruptoren auf das Erscheinungsbild von Brüsten bei jungen Menschen aus?**

Eine Studie des Nationalen Instituts für Umweltgesundheitswissenschaften in North Carolina, USA, besagt, dass Lavendel und Baumteeöl chemische Wirkstoffe enthalten, die als endokrine Disruptoren wirken und in hohem Maße für das Wachstum des Brustgewebes verantwortlich sind Jugendliche

Diese beiden Substanzen sind in Badeseifen, Körperlotionen, Parfums und Waschmitteln enthalten und werden normalerweise in Ölen verwendet, um sie direkt auf die Haut aufzutragen, da ihr Einfluss auf das endokrine System wenig bekannt ist.

Die Wirkung von Lavendel und Baumtee auf den Körper ist antiandrogen, was bedeutet, dass es männliche Hormone hemmt, wodurch die Aktivität weiblicher Hormone, wie Östrogen, ermöglicht wird. Aus diesem Grund könnte ein Mann Brüste entwickeln, was a ist weibliche körperliche Eigenschaft.

Bisher gibt es keine Hinweise darauf, dass andere Chemikalien für die Gynäkomastie verantwortlich sind, und es handelt sich um eine vorübergehende Erkrankung bei Männern, nur für den Fall, dass andere Anomalien in ihrer Entwicklung auftreten, wird dies zu einem echten Problem für das Risiko von deine Gesundheit

# Kapitel 45. Männliche Unfruchtbarkeit

Ein Mann wird als unfruchtbar diagnostiziert, wenn er Schwierigkeiten hat, eine Frau schwanger zu machen, nachdem er es mehrmals im Jahr versucht hat.

Dieser Zustand kann sich auf eine geringe Spermienproduktion, eine abnormale Funktion oder auf ein Blockieren der Spermientransportkanäle beziehen. Bestimmte Verletzungen, Krankheiten und Lebensstilfaktoren können die männliche Fruchtbarkeit beeinträchtigen.

Die meisten Männer nehmen kein anderes Symptom wahr als die Schwierigkeit, ein Kind zu empfangen, aber sie können unter Ejakulationsschwierigkeiten, vermindertem sexuellem Verlangen und erektiler Dysfunktion leiden.

Statistiken zeigen, dass in 40% der Fälle das Unfruchtbarkeitsproblem von den Hoden herrührt und dass schätzungsweise 1 von 20 Männern eine geringe Anzahl von Spermien im Ejakulat aufweist und dass 1 von 100 Spermien bei der Ejakulation nicht ausstößt. Bei 60% der Patienten liegt kein Grund für ihren Zustand vor.

## Männliche Fruchtbarkeit

Die Fruchtbarkeit des Mannes und damit seine Fähigkeit, eine Frau schwanger zu machen, hängt von der Quantität und Qualität seiner Spermien ab. Wenn ein Mann eine Empfängnis anstrebt, muss er:

- **Haben Sie gesundes Sperma:** Mindestens einer Ihrer Hoden muss ordnungsgemäß funktionieren und Ihr

Körper muss einen angemessenen Testosteronspiegel produzieren.

- **Gesunde Samengänge:** Sperma wird im Samen transportiert und diese Mischung wird bei der Ejakulation außerhalb des Penis geleitet. In diesen Kanälen dürfen sich keinerlei Hindernisse befinden.

- **Das Sperma muss funktionsfähig sein:** Ein Sperma muss sich schnell bewegen (Motilität), wenn es die Eizelle nicht erreicht oder nicht in die Eizelle eindringen kann.

- **Die Menge der Spermien sollte ausreichen:** Wenn die Anzahl der Spermien niedrig ist, sind die Chancen auf eine Empfängnis verringert. Es muss über 39 Millionen pro Ejakulation sein.

## Männliche Unfruchtbarkeit und endokrine Disruptoren

Verschiedene Substanzen sind mit männlicher Unfruchtbarkeit verbunden, beispielsweise polychlorierte Biphenyle, Pestizide, Schwermetalle und Phthalate, die hauptsächlich Androgene betreffen. Androgene sind für die Spermatogenese und die Entwicklung der männlichen körperlichen Eigenschaften verantwortlich.

In ländlichen Gebieten wird im Vergleich zu städtischen Gebieten eine geringere Spermienqualität beobachtet, und viele Autoren glauben, dass dies auf das Vorhandensein endokriner Disruptoren in den in der Region verwendeten Pestiziden zurückzuführen ist. Andere Studien beziehen niedrige Testosteronspiegel auf perfluorierte Verbindungen.

Andererseits können PCB die Samenqualität um bis zu 50% reduzieren und sowohl die Mobilität als auch die Lebensfähigkeit der Spermien beeinträchtigen. Die Wirkung dieser Substanz ist eine der besorgniserregendsten, so dass Männer ihre Fähigkeit verlieren könnten, sich selbst zu reproduzieren, wenn 50 Jahre nicht verboten würden.

Schließlich gibt es Schwermetalle. In einer Studie an sterilen Paaren, die ihre erste IVF durchführten, wurden Spermien analysiert, um Biomarker zu finden, die das Ergebnis dieses medizinischen Verfahrens vorhersagen konnten, jedoch nicht mit der Konzentration, Lebensfähigkeit und Mobilität der Spermien in Zusammenhang standen.

Die Forscher stellten fest, dass mehr als 40% der Männer arbeitsbedingt keinem Blei ausgesetzt oder geraucht waren. Die Konzentration dieses Metalls im Samen- und Blutplasma überschritt jedoch die zulässige Obergrenze und korrelierte umgekehrt mit der Befruchtung der Eizellen.

Mit anderen Worten, wenn im unteren Experiment mehr Blei im Blut der Männer war, war es die Ovulationsrate, die Unfruchtbarkeit auslöste.

In unserer Gesellschaft ist die Rate der männlichen Unfruchtbarkeit alarmierend. Für viele Fachkräfte und Gesundheitsinstitute ist die Tatsache, dass eine unterstützte Mutterschaft zunehmend notwendig ist, ein Anzeichen dafür, dass uns etwas zutiefst berührt und es Zeit ist, etwas dagegen zu unternehmen.

# Kapitel 46. Hodenkrebs

Hodenkrebs ist eine Art abnormales Zellwachstum, das sich in einem oder beiden Hoden entwickeln kann. Diese Pathologie betrifft hauptsächlich junge Männer im Alter zwischen 20 und 39 Jahren.

Hodenkrebs tritt häufig bei Männern auf, die während der Pubertät eine abnormale Entwicklung hatten, an Kryptorchismus litten oder ein Familienmitglied hatten, das an Krebs erkrankt war. Es ist auch bei Erwachsenen üblich, nur 6% der Fälle treten bei Kindern und Jugendlichen und 8% bei älteren Erwachsenen auf.

Weltstatistiken zeigen, dass Hodenkrebs im Vergleich zu anderen Krebserkrankungen selten ist. Tatsächlich wird nur einer von 250 Männern zu einem bestimmten Zeitpunkt in ihrem Leben betroffen sein.

Für das Jahr 2019 schätzt die American Cancer Society, dass rund 9.560 neue Fälle diagnostiziert werden und rund 410 Männer an der Krankheit sterben werden.

Bei amerikanischen Männern kann ab einem Alter von 15 Jahren Hodenkrebs auftreten, und mehr Patienten werden unter 35 Jahren gemeldet. Weltweit liegt das durchschnittliche Diagnosealter bei ca. 33 Jahren.

Die meiste Zeit wird die Krankheit erfolgreich behandelt, so dass das Risiko, dass ein Mann an dieser Krebserkrankung stirbt, 1 von 5.000 ist. In den letzten Jahrzehnten hat sich die Häufigkeit dieser Krankheit jedoch verdoppelt.

**Was verursacht Hodenkrebs?**

Wie bei anderen ähnlichen Pathologien sind die genauen Ursachen von Hodenkrebs nicht bekannt, aber Wissenschaftler behaupten, dass sie eng mit anderen Erkrankungen wie Kryptorchismus zusammenhängen und dass auch Gene beteiligt sind.

Die meisten der beobachteten Hodenkrebszellen weisen zusätzliche Kopien eines Teils von Chromosom 12 auf, in anderen Fällen wird eine ungewöhnlich hohe Anzahl von genetischem Material beobachtet, und andere Gewebe zeigen Veränderungen in anderen Chromosomen als 12.

Mit diesen Informationen können Wissenschaftler keine endgültigen Schlussfolgerungen ziehen, aber sie haben zunächst einen gemeinsamen Standpunkt.

**An der Krankheit beteiligte endokrine Disruptoren**

Es gibt auch keine eindeutigen Beweise dafür, dass eine bestimmte Gruppe von endokrinen Disruptoren die Entstehung von Krebs in den Hoden fördert. Aufgrund der Zunahme der Patienten in den letzten Jahren haben Wissenschaftler kaum Zweifel daran, dass dies Umweltfaktoren sind.

An der Universität von Edinburgh in Schottland entwickelte eine Gruppe von Wissenschaftlern ein Modell, mit dem gezeigt werden soll, dass die Exposition von Embryonen gegenüber Phthalaten das Risiko für die Entwicklung von Hodenkrebs zwischen 20 und 40 Jahren exponentiell erhöht.

Das Forscherteam führte ein Gewebetransplantat abgebrochener menschlicher Feten unter der Haut von Mäusen durch. In diesem Modell sind die Keimzellen in den Hoden ebenfalls in einem kritischen Zustand, um zu wissen, ob Entwicklungsstörungen vorliegen, die sie vorhersagen können -Karzinogene.

Phthalat und andere Chemikalien, die in unserer Umgebung als harmlos gelten, werden verwendet, und es wird beobachtet, ob Sie Tiere für die Entstehung von Krebs prädisponieren. Für Wissenschaftler hat dieses Modell zwei Einschränkungen.

Erstens ist es eine Frage, ob die Wirkung von Phthalat auf Mäuse auf den Menschen übertragen werden kann, und zweitens ist die Lebens- und Entwicklungszeit dieser Tiere viel kürzer als bei uns, so dass die Dynamik unterschiedlich sein könnte.

Diese vielversprechende Studie zielt darauf ab, zu einem Ergebnis zu gelangen, das mehr Wissen über die Krankheit und mögliche Wege zu ihrer Vermeidung bietet.

# Kapitel 47. Prostatakrebs

Prostatakrebs ist eine Krebsart, die sich in der Prostata entwickelt. Diese Drüse ist Teil des männlichen Fortpflanzungssystems, hat eine nussähnliche Form und ist für die Produktion der Samenflüssigkeit verantwortlich, die die Spermien nährt und transportiert.

Die Prostata befindet sich direkt unter der Blase, vor dem Rektum und in ihrem Rücken fällt sie mit den Samenbläschen zusammen, anderen Drüsen, die am meisten Samen produzieren. Die Größe dieser Drüse ändert sich im Laufe der Zeit, so dass bei jungen Menschen die Prostata kleiner ist als bei erwachsenen Männern und diese Modifikation nicht auf irgendeine Art von Pathologie zurückzuführen ist.

Die Entwicklung des mit Prostatakrebs diagnostizierten Patienten folgt keinem spezifischen Muster. Es wächst normalerweise langsam und ist auf die Prostata beschränkt, wo es nicht viel Schaden anrichtet, aber bei anderen Patienten wird das Wachstum beschleunigt und kann sich schnell ausbreiten. Früherkennung ist eher eine erfolgreiche Behandlung.

## Wie häufig ist es?

Prostatakrebs ist einer der häufigsten Fälle bei Männern, ebenso wie Hautkrebs. Für dieses Jahr wird die Anzahl der Diagnosen in den USA auf 174.650 Männer geschätzt, 60% der Patienten werden über 65 Jahre alt sein und es wird 31.620 Todesfälle aufgrund dieser Krankheit geben.

Weltweit liegt das durchschnittliche Diagnosealter bei 66 Jahren, und die Krankheit tritt selten vor dem 40. Lebensjahr auf. In 90% der Fälle wird Krebs erkannt, wenn er auf die Prostata und angrenzende Organe beschränkt ist. Klinisch wird dies genannt Lokale oder regionale Stadion und ist einfacher zu handhaben.

**Was verursacht Prostatakrebs?**

Die Ursachen für diese Art von Krebs sind nicht klar, aber die bisher verfügbaren wissenschaftlichen Informationen beziehen sich auf Genetik, Abstammung, Fettleibigkeit und Cholesterinspiegel im Blut.

Männer afroamerikanischer Abstammung haben aus noch nicht geklärten Gründen ein höheres Krankheitsrisiko. In ähnlicher Weise erhöhen sich die Chancen, wenn sich in der Familie der Patientin eine Brustkrebsüberlebende befindet.

Übergewichtige Männer haben im Allgemeinen ein höheres Risiko für Prostatakrebs aufgrund eines hohen Cholesterinspiegels im Blut, da diese Substanz eine wichtige Rolle bei der Synthese von Androgenen, Östrogenen und anderen Wirkstoffen bei der Krankheit spielt.

Cholesterin ist das Hauptelement des Fettstoffwechsels, der Entzündungsreaktion und anderer Elemente, die mit der Entstehung und dem Fortschreiten von Krebs zusammenhängen. Wenn das Cholesterin erhöht ist, steigt daher das Risiko.

**Endokrine Disruptoren und Prostatakrebs**

Die Wirkung von endokrinen Disruptoren ist trotz der Tatsache, dass verschiedene Studien durchgeführt wurden, nicht vollständig definiert. Es wird angenommen, dass die Exposition des Fötus gegenüber Organochlor-Pestiziden wie

Chlorpyrifos und Schwermetallen wie Arsen eine wichtige Rolle bei der Entwicklung der Krankheit im Erwachsenenalter spielt.

Diese beiden Chemikalien simulieren die Östrogenfunktionen des Babys in seiner Formation und können es tiefgreifend verändern, so dass es einige Jahrzehnte später empfindlicher und anfälliger für Pathologie ist.

Sowohl Chlorpyrifos als auch Arsen sind derzeit nicht verboten und werden angeblich unterhalb der gesetzlichen und sicheren Grenzwerte verwendet. Angesichts der zunehmenden Prävalenz der Erkrankung in den letzten Jahren ist dies jedoch eine fragwürdige Aussage.

## Kapitel 48. Autismus

"Autismus" ist der Begriff, der allgemein zur Bezeichnung von Autismus-Spektrum-Störungen verwendet wird. Eine Person mit Autismus ist durch Kommunikations- und soziale Interaktionsprobleme gekennzeichnet, indem sie feste Interessen, gemeinsame Schwierigkeiten und sich wiederholende Verhaltensweisen aufweist.

Autismus-Spektrum-Störungen manifestieren sich in der frühen Kindheit und bleiben lebenslang bestehen. Die Diagnose erfolgt in der Regel vor den ersten fünf Jahren, da das Kind auch unter Hyperaktivität, Aufmerksamkeitsdefizit, Epilepsie, Angstzuständen und Depressionen leiden kann.

Das intellektuelle Niveau ist bei den Betroffenen sehr unterschiedlich, daher kann eine Person mit Autismus über hohe kognitive Fähigkeiten und andere verfügen, statt über schlechte, aber im Allgemeinen wenig Augenkontakt herstellen, in der Regel kein soziales Lächeln zeigen und jegliche Art von physischem Kontakt ablehnen.

Kinder und Erwachsene mit Autismus-Spektrum-Störungen haben eine taktile, olfaktorische, geschmackliche und auditive Überempfindlichkeit, die zur Aufrechterhaltung eines reizbaren Verhaltens beiträgt. Sie haben auch eine geringe Schmerzempfindlichkeit.

Weltstatistiken zufolge leidet 1 von 160 Kindern an einer Autismus-Spektrum-Störung, und allein in Spanien werden schätzungsweise 450.000 Menschen diagnostiziert. Die Prävalenz von Autismus ist beim männlichen Geschlecht höher als beim weiblichen Geschlecht.

Indirekte Wirkung von endokrinen Disruptoren

Direkte Exposition gegenüber einer Chemikalie verursacht keine Autismus-Spektrum-Störung bei der Person, da es sich um einen Geburtszustand handelt. Das Problem entsteht tatsächlich während der Schwangerschaft und hängt eng mit dem Schilddrüsenhormonspiegel der Mutter zusammen.

Barbara Demeneix, Autorin des Buches "Toxischer Cocktail: Wie chemische Verunreinigungen unser Gehirn vergiften" und Leiterin einer wichtigen Studie, an der weltweit mehr als sieben Universitäten beteiligt waren, erklärt, dass die Exposition gegenüber verschiedenen endokrinen Disruptoren während der Schwangerschaft das Risiko von intellektuellen Quotienten erhöht niedrige und neurologische Entwicklungsstörungen, wie Autismus.

Die Forscher, die Demeneix begleiteten, teilten mit ihr den Verdacht, dass die Mischung verschiedener Substanzen in der Schwangerschaft mehr Gewicht als jede einzelne hatte, weshalb sie eine epidemiologische Datenbank verwendeten, die sich aus mehr als 2.300 schwangeren Frauen zusammensetzte und Chemikalienmischungen erstellte ähnlich wie diejenigen, die ausgesetzt wurden, um sie in Labortieren zu testen.

Ihre Ergebnisse waren aufschlussreich, da es ihnen gelang, zu erreichen, dass Konzentrationen, die dem wirklichen Leben ähneln, die neuronalen Netze und die Expression von Genen beeinträchtigen, die mit dem autistischen Spektrum zusammenhängen. Sie fanden auch heraus, dass die Mischung von Chemikalien auf die Schilddrüse und auf Gene einwirkt, die die Schilddrüsenexpression regulieren, und dies ist für die Entwicklung von Föten wesentlich.

In frühen embryonalen Stadien hat sich die Schilddrüse nicht vollständig entwickelt, so dass der Fötus auf die Zufuhr von Schilddrüsenhormon durch seine Mutter angewiesen ist. Wenn sie ein niedriges Niveau hat, gibt es keine Möglichkeit, den Mangel zu kompensieren, und daher ist das Baby nach der Geburt einem Risiko für Autismus und kognitive Probleme ausgesetzt.

Dieser großartige Beitrag lässt einen Hinweis darauf, wie schädlich Störer sein können, wenn sie zusammenarbeiten und wie tief ihre Auswirkungen auf unser Leben sind. Autismus ist ein Zustand, der von Kindheit bis Jugend aufrechterhalten wird und normalerweise von anderen Zuständen begleitet wird, die das Leben der Person komplexer machen.

Es gibt keine Heilung für Autismus-Spektrum-Störungen, aber das Wissen, dass die Hormone der Mutter die Entwicklung der Störung beeinflussen, gibt uns einen klaren Weg, um dies zu verhindern.

# Teil IV Schlussfolgerungen

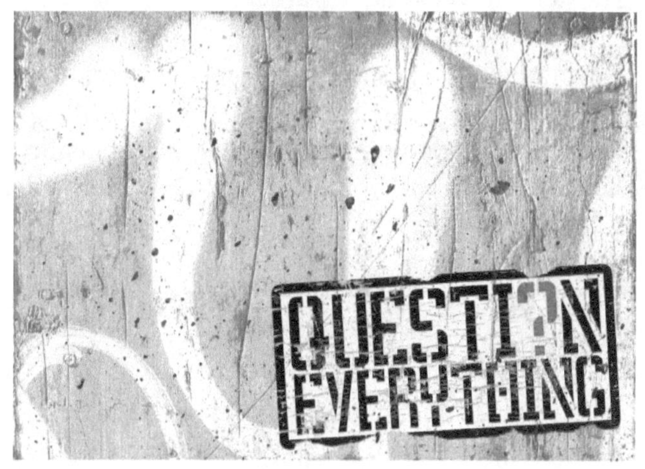

## Kapitel 49. Meine vorbeugenden Empfehlungen zur Minimierung der Umweltverschmutzung

Als Spezialist für Endokrinologie und Familienmedizin empfehle ich vorbeugende Maßnahmen zur Minimierung der Kontamination mit endokrinen Disruptoren:

- Vermeiden Sie alte elektrische Geräte. Denken Sie daran, dass vor vierzig Jahren PCBs für ihre Herstellung verwendet wurden.

- Bevorzugen Sie pestizidfreie Bio-Lebensmittel.

- Kaufen Sie ökologische Reinigungsutensilien oder Unternehmen, die die Sicherheit der Benutzer gewährleisten.

- Vermeiden Sie Staub, insbesondere bei Kindern unter drei Jahren.

- Waschen Sie neue Kleidung, bevor Sie sie verwenden, um den chemischen Abfall zu entfernen.

- Vermeiden Sie trockene und plastifizierte Wäsche.

- Verwenden Sie mineralische oder pflanzliche Farben und prüfen Sie immer, ob diese bleifrei sind.

- Verwenden Sie digitale Thermometer anstelle von Quecksilberthermometern.

- Achten Sie beim Verzehr von Fisch und Schalentieren immer auf deren Herkunft.

- Reduzieren Sie den Verbrauch von Dosen-, Plastik- und heißen Lebensmitteln in Plastik.
- Verwenden Sie Mikrowellenglas, kein Kunststoff.
- Setzen Sie Plastikflaschen nicht der Sonne aus.
- Vermeiden Sie die Sonne während schädlicher Stunden, um keine Sonnenschutzmittel zu verwenden.
- Verwenden Sie nonylphenolfreie Handschuhe und Reinigungsmittel.
- Tauschen Sie die Zahnbürsten regelmäßig aus, mindestens dreimal im Jahr.

# Nachwort

***"SOS-Hormontoxine"*** sind eine Zusammenstellung von Themen, die sich mit verschiedenen Aspekten der chemischen Belastung der Umwelt und den Auswirkungen dieser Verbindungen auf den Gesundheitszustand der Menschen befassen. Der Autor, Dr. Mario Vega Carbó, klinischer Endokrinologe mit mehr als 20 Jahren Erfahrung, gliedert sich in vier Abschnitte und mehr als vierzig Kapitel, die Hauptthemen im Zusammenhang mit chemischen Umweltgiften, die die Gesundheit beeinflussen, sogenannte endokrine Disruptoren.

Der erste Teil des Buches präsentierte in einem Kapitel die grundlegenden Konzepte und Allgemeinheiten zu endokrinen Disruptoren. Dies sind im Allgemeinen chemische Substanzen, die vom Menschen hergestellt werden und die sich durch ihre nachteiligen Auswirkungen auf die Gesundheit von Lebewesen auszeichnen. Sie wirken sich hauptsächlich auf die Funktion und Regulation des endokrinen Systems aus, so gut sie können verursachen embryonale Entwicklungsstörungen, genetische Erkrankungen und sogar Neoplasmen.

Der zweite Teil des Buches widmete sich in jedem seiner Kapitel der Darstellung der wichtigsten in der Umwelt vorkommenden giftigen Substanzen, der Frage, wie sie entstehen, wie sie mit Menschen in Kontakt kommen und welche möglichen Auswirkungen sie auf die Gesundheit haben. In diesem Abschnitt konnten viele Verbindungen erkannt werden, die in verschiedenen Gegenständen enthalten sind, die wir täglich verwenden, beispielsweise Reinigungsmittel, Kosmetika und sogar Substanzen, die von Insektiziden und Pestiziden zur Behandlung von Pflanzen stammen, die in Gemüse und Obst an unserem Tisch ankommen Wir konsumieren

Im dritten Abschnitt befasste er sich mit allen Krankheiten und klinischen Zuständen, die mit diesen Toxinen zusammenhängen oder deren Erscheinungsbild, Verlauf und Entwicklung beeinflusst werden. Die Ergebnisse verschiedener Studien und Untersuchungen, die die Auswirkungen endokriner Disruptoren auf verschiedene Organe und Systeme des Körpers belegen, wurden kurz diskutiert und führten zur Entwicklung pathologischer Zustände.

Der abschließende Abschnitt enthielt abschließend eine Reihe von Empfehlungen und Leitlinien, die dem Leser Ressourcen zur Vorbeugung solcher Krankheiten und zur Erhaltung ihrer Gesundheit bieten sollen.

Wir hoffen, dass der Inhalt des Textes zu Ihrer Belehrung gedient hat; Ziel ist es immer, den Einzelnen zu erziehen, damit jeder seine Gesundheit verbessern kann.

Vielen Dank für den Kauf und das Lesen von ***SOS Hormonal Toxics!***

# Literaturhinweise

Bursian S., Newsted J., Zwiernik M. (2012). Polychlorierte Biphenyle, polybromierte Biphenyle, polychlorierte Dibenzo-p-dioxine und polychlorierte Dibenzofurane. In: Ramesh C. Gupta (Herausgeber). Veterinärtoxikologie Academic Press, Oxford, pp. 779-796.

Arlene Blum, Simona A. Balan, Martin Scheringer, Xenia Trier, Gretta Goldenman, Ian T. Cousins, Miriam Diamond, Tony Fletcher, Christopher Higgins, Avery E. Lindeman, Graham Peaslee, Pim de Voogt, Zhanyun Wang und Roland Weber (2015) ) Die Madrider Erklärung zu Poly- und Perfluoralkylsubstanzen. Environmental Health Perspectives Vol. 123, Nr. 5

Ulla B. Mogensen, Philippe Grandjean, Flemming Nielsen, Pal Weihe und Esben Budtz-Jørgensen. "Stillen als Expositionsweg für perfluorierte Alkylate" Environmental Science & Technology 20. August 2015 doi: 10.1021 / acs.est.5b02237

Ecodes (2011) Perfluorierte Verbindungen (PFC) kommen in Leitungswasser und Nahrungsmitteln vor und beeinträchtigen die Gesundheit. " Ein Interview mit Damià Barceló finden Sie unter: https://ecodes.org/noticias/los-compuestos-perfluorados-pfcs-estan-en-el-agua-del-grifo-y-los-alimentos-y-afectan-la-salud # .Xa8DocfQjIU

Universidad de las Palmas de Gran Canaria (2014) Ein Experte für Toxikologie am ULPGC erklärt in El Mundo die Wirkung von Phthalaten. Das Interview mit Luis Domínguez finden Sie unter: https://www.ulpgc.es/noticia/invesboada_20012014

AECOSAN (2013) Fragen und Antworten zu Bisphenol A. Originaldokument verfügbar unter: http://www.aecosan.msssi.gob.es/AECOSAN/docs/documento s/ food_security / risk_management / Questions_responses_bisphenol_A.pdf
Cosmetic Ingredient Review (2017) Sicherheitsbewertung von Parabenen für kosmetische Zwecke. Verfügbar unter: https://www.cir-safety.org/sites/default/files/paraben _web.pdf

Guodong Zhang (2018) Triclosan, ein häufiger antimikrobieller Inhaltsstoff in Zahnpasta, Seifen, verbunden mit Darmentzündung, veränderter Darmflora. Verfügbar unter: https://www.umass.edu/newsoffice/article/triclosan-common-antimicrobial-ingredient

P. D. Darbre, A. Aljarrah, W. R. Miller, N. G. Coldham, M. J. Sauer und G. S. Pope (2012) Konzentrationen von Parabenen in menschlichen Brusttumoren. KOURNAL DER ANGEWANDTEN TOXIKOLOGIE J. Appl. Toxicol 24, 5–13 (2004) Online veröffentlicht in Wiley InterScience (www.interscience.wiley.com). DOI: 10.1002 / jat.958

Murali K. Matta, PhD1; Robbert Zusterzeel, MD, PhD, MPH1; Nageswara R. Pilli, PhD (2019) Wirkung der Sonnenschutzanwendung unter maximalen Anwendungsbedingungen auf die Plasmakonzentration von Sonnenschutzwirkstoffen JAMA. 2019; 321 (21): 2082 & ndash; 2091. doi: 10.1001 / jama, 2019.5586

CA DownsE-Mail-AutorEsti Kramarsky-WinterRoee SegalJohn FauthSean KnutsonOmri BronsteinFrederic R. CinerRina JegerYona LichtenfeldCheryl M. WoodleyPaul PenningtonKelli Cadenas Kontamination in Hawaii und den

USA Jungferninseln Archiv für Umweltverschmutzung und Toxikologie Februar 2016, Band 70, Ausgabe 2, S. 265–288

Cocca, Claudia; Ventura Clara; Nunez, Mariel; Randi, Andrea; Venturino, Andres (2015) Acta Toxicol. Argent. (2015) 23 (3): 142-152-142 - Der Organophosphor Chlorpyrifos als östrogener Disruptor und Risikofaktor für Brustkrebs. Toxicol Act. Argent. (2015) 23 (3): 142 & ndash; 152

De Waisbaum, R. G .; Rodriguez, Cristian RamonIcon; Sbarbati, Norma Ethel (2017) Bestimmung von TBT in Wasser- und Sedimentproben entlang der argentinischen Atlantikküste. Umwelttechnik 0959-3330

David Santillo, Iryna Labunska, Maureen Fairley und Paul Johnston. Greenpeace (2003) Chemie konsumieren. Eine elektronische Version dieses Berichts ist auf der Website verfügbar: www.greenpeace.org/espana_es/

Catherine E. Rice, Kim Van Naarden Braun, Michael D. Kogan, Camille Smith (2007) Verfügbar unter: https://www.researchgate.net/publication/265516534_Screening_for_Developmental_Delays_Among_Young_Children_---_National_Survey_of_Children's_Health_United_States_2007

Soler-Blasco®, Murcia®, Lozano®, Aguinagalde®, Iriarte®, Lopez-Espinosa®, Vioque®, Iñiguez®, Ballester®, Llop®. Quecksilberbelastung bei 9-jährigen spanischen Kindern: Faktoren und Tendenz während der ganzen Kindheit. Environ Int. 2019, 18. Juni; 130: 104835. doi: 10.1016 / j. [Epub vor Druck]. PMID: 31226565

Europäische Vereinigung für Diabetesforschung (2015) Die Exposition gegenüber Pestiziden ist mit dem Diabetesrisiko verbunden. 15. 2015

Abteilung für analytische Chemie The Connecticut Agricultural Experiment Station (2012) Entfernung von Pestizidrückständen aus Erzeugnissen. Verfügbar unter: https://portal.ct.gov/CAES/Fact-Sheets/Analytical-Chemistry/Removal-of-Trace-Pesticide-Residues-from-Produce

Tianxi Yang, Orcid Jeffrey Doherty, Amanda J. Kinchla, Bin Zhao, John M. Clark, Lili He Wirksamkeit von handelsüblichen und hausgemachten Waschmitteln bei der Entfernung von Pestizidrückständen auf und in Äpfeln J. Agric. Food Chem. 201765449744-9752
Ángel Nadal (2012) Endokrine Disruptoren. Verfügbar unter: http://dspace.umh.es/bitstream/11000/4649/1/Ángel%20Nadal.pdf

Ángela L. Londoño, Beatriz Restrepo, Juan F. Sánchez, Alejandro García-Ríos, Adolfo Bayona und Patricia Landázuri Pestizide und Schilddrüsenunterfunktion bei Landwirten in Bananen- und Kaffeeanbaugebieten in Quindío, Kolumbien. Rev. Public Health. 20 (2): 215-220, 2018

Rzhetsky A, Bagley SC, Wang K, Lyttle CS, Cook EH Jr. et al. (2014) Umwelt- und staatliche Regulierungsfaktoren beeinflussen das Auftreten von Autismus und geistiger Behinderung. PLoS Comput Biol 10 (3): e1003518. doi: 10.1371 / journal.pcbi.1003518

Barbara A. Cohn, Piera M. Cirillo, Mary Beth Terry (2019) DDT und Brustkrebs: Prospektive Untersuchung der Induktionszeit und des Suszeptibilitätsfensters. Journal of the

National Cancer Institute, Band 111, Ausgabe 8, August 2019, Seiten 803–810, https://doi.org/10.1093/jnci/djy198

Leonardo Trasande (2016) Die Exposition von Frauen gegenüber chemischen Stoffen kann Europa mehr als 1 Milliarde US-Dollar kosten. Journal of Clinical Endocrinology and Metabolism, online 22. März 2016.

Laura Birks, Maribel Casas, Ana M. García, Jan Alexander, Henrique Barros, Anna Bergström, Jens Peter Bonde, Alex Burdorf, Nathalie Costet, Asta Danileviciute, Merete Eggesbø, Mariana F. Fernández, M. Carmen González-Galarzo, Regina Gražulevičienė , Wojciech Hanke, Vincent Jaddoe, Manolis Kogevinas, Inger Kull, Aitana Lertxundi, Vasiliki Melaki (2016) Berufliche Exposition gegenüber endokrin wirkenden Chemikalien und Geburtsgewicht und Schwangerschaftsdauer: Eine europäische Meta-Analyse. Environmental Health Perspectives Vol. 124, Nr. 11

John Meeker (2018) Phthalatexposition im Zusammenhang mit Frühgeburten. Verfügbar unter: https://news.umich.edu/phthalate-exposure-linked-to-preterm-birth/

Andrey Rzhetsky, Steven C. Bagley, Kanix Wang, Christopher S. Lyttle, Edwin H. Cook Jr., Russ B. Altman, Robert D. Gibbons (2014) Umwelt- und staatliche Regulierungsfaktoren beeinflussen das Auftreten von Autismus und geistiger Behinderung. Verfügbar unter: https://journals.plos.org/ploscompbiol/article?id=10.1371/jour na l.pcbi.1003518

Mariana F. Fernández, Begoña Olmos, Nicolás Olea (2012) Exposition gegenüber endokrinen Störungen und Veränderungen des männlichen Urogenitaltrakts

(Kryptorchismus und Hypospadie) Abrufbar unter: https://www.scielosp.org/article/gs/2007.v21n6/500 -514 /

Ramsey J., Li J., Arao J., Naidu A., Coons LA, Diaz A., Korach KS (2019) Lavendelprodukte im Zusammenhang mit vorzeitiger Thelarche und präpubertärer Gynäkomastie: Fallberichte und endokrinschädigende chemische Aktivitäten J Clin Endocrinol Metab. 2019, 1. November; 104 (11): 5393-5405.

Europäische Gesellschaft für menschliche Reproduktion und Embryologie (2010) Wissenschaftler entwickeln das erste Modell zur Untersuchung der Ursachen von Hodenkrebs beim Menschen. Verfügbar unter: https://www.sciencedaily.com/releases/2010/08/100803200443.htm

Jaime Mendiola a, Jorge Ten a, Fernando Araico b, Carmen Martín Ondarza b, Alberto M. Torres-Cantero c, José M. Moreno-Grau d, Stella Moreno-Grau d, Rafael Bernabeu (2007) Rev Int Androl. 2007; 5: 173 & ndash; 80

# Über den Autor:

## Dr. Mario Vega Carbó

- Der kubanische Arzt hat 1994 seinen Abschluss gemacht.
- Facharzt für Endokrinologie und Familienmedizin.
- Master in Langlebigkeit und Ultraschall.
- Professor für Medizinische Pathophysiologie.
- Liebhaber des Guten, der Familie und der Natur.

### Andere Bücher

1. Ein Ansatz zur natürlichen Endokrinologie
2. Endokrine Alarme: Leben retten
3. ABC des Endokrinologen für den Laien
4. Rezepte Ihres Hormons
5. Wo Hormonkönigin ... Kurzgeschichten
6. Essensmythen, Vision des Endokrinologen
7. S.O. Hormontoxine, nackte Wahrheiten
8. Vitamin D: Ein allgegenwärtiges Hormon?
9. Hormone, Übungen und Fitnesskörper
10. Fettleibigkeit, Diabetes, Schilddrüse und S.O.P.

**Verfügbar in 10 Sprachen!**

### Soziale Netzwerke

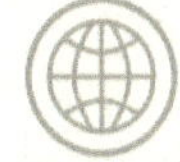 drvegaendocrino.com 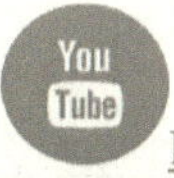

Dr. Mario Vega - Tu Endocrino Online

 @drvegaendocrino 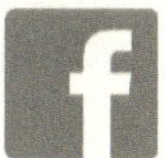 @drmariovegaendocrinologo

# Inhaltsangabe

Wir leben täglich mit ihnen, sie sind in der Luft, am Boden, im Wasser, in Lebensmitteln, in Reinigungs- und Körperpflegeprodukten vorhanden. Wir sprechen von endokrinen Disruptoren, chemischen Substanzen, die vom Menschen produziert werden und die die Funktion des endokrinen Systems und folglich die Prozesse unseres Körpers verändern, die durch Hormone reguliert werden.

SOS Hormonal Toxics ist ein weiteres Werk von Dr. Mario Vega Carbó, einem Spezialisten für Endokrinologie, der diese Gelegenheit mit einem Text nutzt, der sich mit den Risiken chemischer Umweltverschmutzung befasst und eine einfache und klare Sprache für alle Zielgruppen bietet .

Der Text ist in vier Hauptabschnitte unterteilt, in denen die allgemeinen und grundlegenden Informationen zu neuroendokrinen Disruptoren, ihre Klassifizierung und Zusammensetzung, der Fund dieser toxischen Substanzen, ihre Wechselwirkungen mit der Umwelt und ihre Auswirkungen auf die Gesundheit der Menschen erläutert werden.

Das Buch beschreibt die wichtigsten Krankheiten und pathologischen Zustände, die mit endokrinen Disruptoren zusammenhängen, und stützt diese Informationen auf die Ergebnisse wissenschaftlicher Studien, die an renommierten Universitäten durchgeführt wurden.

Wir laden Sie ein, diese Lektüre zu genießen und mehr über die Chemikalien in unserer Umgebung, ihre Toxizität, Folgen und Vorbeugung zu erfahren.

www.ingramcontent.com/pod-product-compliance
Lightning Source LLC
LaVergne TN
LVHW101920220826
846093LV00009B/320

*9798623216939*